W0062306

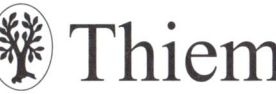

Forum Logopädie

Herausgegeben von Luise Springer
und Dietlinde Schrey-Dern

Zentral-auditive Verarbeitungsstörungen im Kindesalter

Grundlagen – Klinik – Diagnostik – Therapie

Norina Lauer

2., überarbeitete Auflage

19 Abbildungen
22 Tabellen

Georg Thieme Verlag
Stuttgart · New York

Norina Lauer
Lehranstalt für Logopädie der Deuserschule
Wrederstr. 38–40
67059 Ludwigshafen

Luise Springer
Lehranstalt für Logopädie am Universitätsklinikum
der RWTH Aachen
Pauwelsstr. 30, 52074 Aachen

Dietlinde Schrey-Dern
Lehranstalt für Logopädie am Universitätsklinikum
der RWTH Aachen
Pauwelsstr. 30, 52074 Aachen

Die Deutsche Bibliothek – CIP-Einheitsaufnahme
Lauer, Norina:
Zentral-auditive Verarbeitungsstörungen im Kindesalter : Grundlagen – Klinik – Diagnostik –
   Therapie; 21 Tabellen / Norina Lauer. – 2., überarb. Aufl. – Stuttgart ; New York : Thieme, 2001
   (Forum Logopädie)

Wichtiger Hinweis:
Wie jede Wissenschaft ist die Medizin ständigen Entwicklungen unterworfen. Forschung und klinische Erfahrung erweitern unsere Erkenntnisse, insbesondere was Behandlung und medikamentöse Therapie anbelangt. Soweit in diesem Werk eine Dosierung oder eine Applikation erwähnt wird, darf der Leser zwar darauf vertrauen, daß Autoren, Herausgeber und Verlag große Sorgfalt darauf verwandt haben, daß diese Angabe **dem Wissensstand bei Fertigstellung des Werkes** entspricht.

Für Angaben über Dosierungsanweisungen und Applikationsformen kann vom Verlag jedoch keine Gewähr übernommen werden. **Jeder Benutzer ist angehalten**, durch sorgfältige Prüfung der Beipackzettel der verwendeten Präparate und gegebenenfalls nach Konsulation eines Spezialisten festzustellen, ob die dort gegebene Empfehlung für Dosierungen oder die Beachtung von Kontraindikationen gegenüber der Angabe in diesem Buch abweicht. Eine solche Prüfung ist besonders wichtig bei selten verwendeten Präparaten oder solchen, die neu auf den Markt gebracht worden sind. **Jede Dosierung oder Applikation erfolgt auf eigene Gefahr des Benutzers.** Autoren und Verlag appelieren an jeden Benutzer, ihm etwa auffallende Ungenauigkeiten dem Verlag mitzuteilen.

© 2001 Georg Thieme Verlag,
Rüdigerstraße 14, D-70469 Stuttgart
Unsere Homepage: http://www.thieme.de
Printed in Germany

Druck: Gulde-Druck GmbH, Tübingen
ISBN 3-13-115812-3   1 2 3 4 5 6

Vorwort der Herausgeberinnen

Zentral-auditive Verarbeitungsstörungen und ihre Auswirkungen auf die kindliche Sprachentwicklung sind seit Jahren in der Diskussion. Im deutschsprachigen Raum hat es bisher jedoch keine wissenschaftlich fundierte und gleichzeitig praxisorientierte Darstellung gegeben, die das Störungsgebiet eindeutig definiert und dem Praktiker konkrete Hilfen zur Diagnostik, Therapie und Evaluation seiner Arbeit bietet. Diesem Anspruch will die hier vorliegende Publikation gerecht werden.

Die Definition von „zentral-auditiver Verarbeitungsstörung" wurde auf der Grundlage eines Sprachverarbeitungsmodells vorgenommen und beschreibt die klinische Symptomatik unter Bezug auf zentralorganische Hörstörungen und Teilfunktionsstörungen. Sowohl das Screeningverfahren als auch das Therapiekonzept sind im Hinblick auf die eingangs beschriebene Definition konzipiert worden.

Der Darstellung des Screenings geht die Beschreibung der audiologischen und psychometrischen Testverfahren, einschließlich ihrer Bewertung für die vorliegende Störung, voran.

Die Diskussion der zahlreichen Förderprogramme, die derzeit in der Praxis eingesetzt werden, zeigt, daß immer nur Teilbereiche zentral-auditiver Verarbeitung gefördert werden. Gleichzeitig ist festzustellen, daß in der Regel die Förderprogramme auch einer empirisch abgesicherten Überprüfung ihrer Effektivität entbehren. Dies hat in den vergangenen Jahren dazu beigetragen, daß immer mehr alternative Behandlungsmethoden (z.B. „Brain-Boy") Eingang in die Praxis gefunden haben. Des weiteren sind immer mehr computergestützte Behandlungsansätze „auf dem Markt", die entweder störungsorientiert oder aber kompensatorisch eingesetzt werden können. Unter Hinzuziehung des zugrundeliegenden Sprachverabeitungsmodells wird die Konzeption solcher Verfahren beschrieben und im Hinblick auf ihren Einsatz in der logopädischen Therapie diskutiert.

Die Konzeption des vorliegenen Therapiekonzeptes orientiert sich an den einzelnen Teilfunktionsbereichen, wie sie im Rahmen des Screeningverfahrens untersucht werden. Im Anhang sind dazu alle notwendigen Materialien zusammengestellt.

Aus der Fallstudie zu zwei Kindern geht hervor, in welchem Ausmaß das hier vorgestellte kleinschrittige Therapiekonzept tatsächlich zu Verbesserungen innerhalb der einzelnen Teilfunktionsbereiche führt. Des weiteren wird ersichtlich, wie mit Hilfe des vorliegenden Screeningverfahrens die Effektivität des therapeutischen Vorgehens evaluiert werden kann.

Wir sind überzeugt, daß nur auf der Grundlage von Einzelfallstudien und mit Hilfe wissenschaftlich fundierter Diagnose- und Therapieverfahren es langfristig möglich sein wird, die Effektivität logopädischer Therapie nachzuweisen. Gleichzeitig erwarten wir, daß sich die vorliegenden Materialien in der Praxis bewähren.

Aachen, im August 1998   Luise Springer
                                                                Dietlinde Schrey-Dern

Vorwort

Das vorliegende Buch entstand in Anlehnung an meine Diplomarbeit im Studiengang Lehr- und Forschungslogopädie an der RWTH Aachen. Im Anschluß an mein Studium habe ich mich weiter mit der Thematik zentral-auditiver Verarbeitungsstörungen beschäftigt und freue mich, die Arbeit in modifizierter und aktualisierter Form im Rahmen der Reihe Forum Logopädie veröffentlichen zu können, wofür ich den Herausgeberinnen Luise Springer und Dietlinde Schrey-Dern sehr dankbar bin.

Bedanken möchte ich mich auch bei Herrn Professor Huber und Herrn Dr. Döring von der RWTH Aachen, die mich bei der Erstellung meiner Diplomarbeit betreut haben sowie bei Herrn Professor Willmes für die Unterstützung bei der statistischen Auswertung der Daten meiner Einzelfallstudien.

Mein besonderer Dank gilt Kai und Tina sowie deren Familien, die durch ihre Mitarbeit die Einzelfallstudien erst ermöglicht haben.

Leimen, im Juni 1998 Norina Lauer

Vorwort zur 2. Auflage

Aufgrund der großen Aktualität des Themas der zentral-auditiven Verarbeitung und dem damit verbundenen schnellen Verkauf der ersten Auflage dieses Buches, ist es mir nun möglich, eine überarbeitete und z. T. erweiterte Auflage des Buches zu präsentieren.

Das Kapitel „Diagnostik" wurde um neuere Informationen ergänzt und das Screening zur orientierenden Untersuchung zentral-auditiver Teilfunktionen korrigiert und überarbeitet. Die größten Veränderungen sind im Kapitel „Therapie" zu finden. Hier wurde eine Strukturierung der bisherigen Therapieansätze vorgenommen, der das im Buch vorgestellte Konzept zugeordnet wurde. Dies ermöglicht eine leichtere Einordnung der in der Literatur zu findenden Konzepte bezüglich ihrer Zielsetzung und Anwendung für die Einzel- und/oder Gruppentherapie. In diesem Zusammenhang danke ich Sabine Kauffmann für Ihre Anregungen zur praxisorientierten Überarbeitung des Kapitels.

Bei der erneuten Literatursichtung und Ausarbeitung von Artikeln zum vorliegenden Thema habe ich zunehmend den Eindruck gewonnen, daß es sinnvoll erscheint, die immer wiederkehrenden Begriffe „zentral-auditive Verarbeitung" und „zentral-auditive Verarbeitungsstörungen" durch die eingängigen Abkürzungen ZAV bzw. ZAVST, wie sie z. T. auch von anderen Autoren verwendet werden, zu ersetzen. Außerdem entsprechen die genannten Abkürzungen am ehesten der im englischsprachigen Raum üblichen Bezeichnung CAPD (central auditory processing disorders).

Ludwigshafen, im Oktober 2000 Norina Lauer

Inhaltsverzeichnis

Einleitung

Die Berücksichtigung der zentral-auditiven Informationsverarbeitung hat in der logopädischen Behandlung von Kindern mit Sprachentwicklungsverzögerungen, insbesondere bei phonologischen Störungen, und Lese-Rechtschreibschwierigkeiten in den letzten Jahren zunehmend an Bedeutung gewonnen. Die Notwendigkeit einer gezielten Behandlung solcher Verarbeitungsstörungen wird zwar in der Literatur vielfach betont, zugleich gibt es aber kaum spezifische Behandlungsansätze. Die vorliegende Arbeit beschäftigt sich daher sowohl mit der Diagnostik als auch mit der Behandlung zentral-auditiver Verarbeitungsstörungen im Kindesalter.

Auf der Basis theoretischer Vorüberlegungen werden bestehende Modelle zur zentral-auditiven Verarbeitung (ZAV) kritisch diskutiert und ein sich aus diesen Betrachtungen ergebendes neues Modell vorgestellt. Hinsichtlich der Diagnostik können standardisierte und nicht-standardisierte Verfahren unterschieden werden. Mit Hilfe eines Screeningverfahrens kann eine erste Beurteilung zentral-auditiver Fähigkeiten vorgenommen werden. Die Therapieansätze zur Behandlung zentral-auditiver Verarbeitungsstörungen (ZAVST) werden systematisiert, wobei in teilfunktionsorientierte (Einzel-, Gruppen- und computerunterstützte Therapie), psychomotorische, technische und kompensatorische Behandlungsmöglichkeiten unterschieden wird.

Im Mittelpunkt der Arbeit steht ein modellorientiertes Therapiekonzept, das zur Strukturierung schon bekannter Übungsvorschläge zur Behandlung von ZAVST dient. Es beinhaltet aufeinander aufbauende Übungen auf außersprachlicher und sprachlicher Ebene zu allen vorgestellten auditiven Teilfunktionen sowie konkrete Hilfensysteme für den Therapeuten mit entsprechenden therapeutischen Interventionsmöglichkeiten. (Anmerkung: Gattungsbegriffe wie „Therapeut(-in)" oder „Patient(-in)" werden im folgenden der Einfachheit halber in der Form „Therapeut" bzw. „Patient" verwendet.)

Zur Überprüfung des Behandlungskonzeptes wurde eine Therapiestudie durchgeführt, deren Ergebnisse dargestellt und diskutiert werden. Es handelt sich dabei um zwei Einzelfallstudien von sprachentwicklungsverzögerten Kindern, die in zwei Teilbereichen der ZAV untersucht und behandelt wurden.

Grundlagen der zentral-auditiven Verarbeitung (ZAV)

Das Hörsystem wird in folgende Teile untergliedert (Böhme, 1988):

Peripherer Teil:

- äußeres Ohr
- Mittelohr
- Innenohr
- Pars cochlearis des N. vestibulocochlearis

Zentraler Teil:

- zentrale Hörbahn
- subkortikale Hörzentren
- kortikale Hörzentren

An der Eintrittsstelle des N. vestibulocochlearis in den Hirnstamm geht der periphere Teil in den zentralen Teil über.

Peripheres Hörsystem

Die peripheren Anteile des Hörsystems sollen hier nur kurz skizziert werden (Abb. 1). Sie werden in der Literatur ausführlich behandelt (Böhme, 1988; Rohen, 1994; Zenner, 1994; Schmidt, Thews, 1995). Bei zentral-auditiven Verarbeitungsstörungen ist das periphere Hören grundsätzlich intakt.

Die Schallwellen gelangen über die Ohrmuschel und den äußeren Gehörgang auf das Trommelfell und versetzen dieses in Schwingungen. Die Trommelfellschwingungen werden auf die Gehörknöchelchenkette (Hammer, Amboß und Steigbügel) des mit Luft gefüllten Mittelohres übertragen und von den Gehörknöchelchen auf mechanischem Wege zum ovalen Fenster des Innenohrs weitergeleitet. Dabei wirken verschiedene Mechanismen zusammen, die eine optimale Schallweiterleitung gewährleisten, die an dieser Stelle jedoch nicht weiter erläutert werden sollen.

Durch den Druck der Steigbügelplatte auf das ovale Fenster werden die mechanischen Schwingungen in Flüssigkeitsbewegungen des Innenohres übersetzt (Abb. 2). Zunächst kommt es zu einer Flüssigkeitsbewegung der Perilymphe des Innenohres, die sich in zwei der drei schlauchförmigen Räume des Innenohres befindet (Scala vestibuli und Scala tympani). Diese beiden Räume sind miteinander verbunden (Helicotrema). Der dritte Raum, der sich zwischen den beiden anderen befindet, ist die Scala media. Sie ist mit Endolymphe gefüllt und durch Membranen von den anderen beiden Räumen getrennt. Die für Ionen durchlässige Reissner'sche Membran trennt die Scala media von der Scala vestibuli, und die Basilarmembran grenzt die Scala media von der Scala tympani ab.

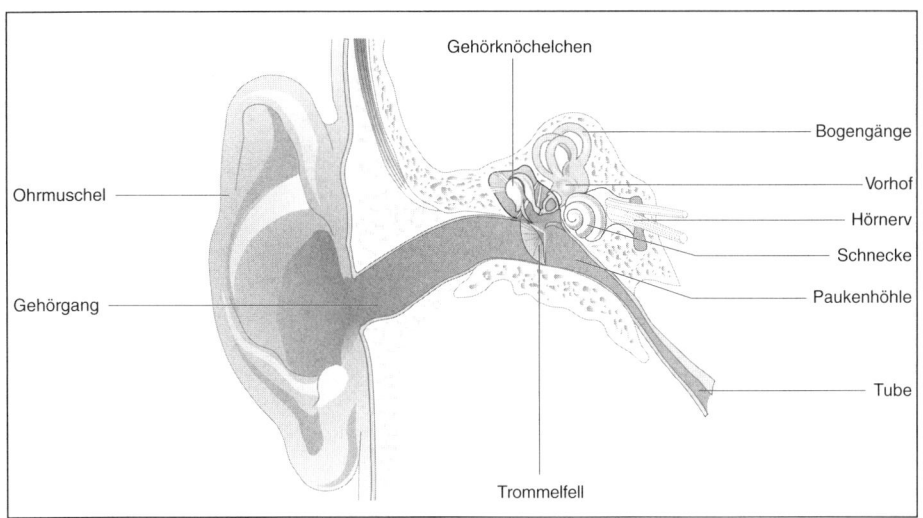

Abb. 1 Darstellung des Ohres

Auf der Basilarmembran befindet sich in der Scala media das Cortische Organ, über dessen Haarzellen die durch die Schwingungen ausgelösten Erregungen an den Hörnerven weitergegeben werden. Dabei unterscheidet man zwischen äußeren (3 Reihen) und inneren (1 Reihe) Haarzellen, die von der Tectorialmembran bedeckt werden. Die Zahl der äußeren Haarzellen nimmt zur Spitze der Cochlea hin zu, während die Zahl der inneren Haarzellen in allen Windungsabschnitten einreihig bleibt. Da die äußeren Haarzellen immer Synapsen mit mehreren Axonen afferenter Neurone (Konvergenzschaltung im Verhältnis 10 : 1) bilden und die inneren Haarzellen von mehreren afferenten Axonen innerviert werden (Divergenzschaltung 1 : 20), gehören 90% der Neurone des Hörnerven zum System der inneren Haarzellen (Schmidt, 1977). So erhalten die über die inneren Haarzellen vermittelten Informationen ein erheblich größeres Gewicht als die der äußeren Haarzellen.

Aufgrund der durch die Bewegungen der Steigbügelplatte in der Perilymphe entstandenen Wanderwellen, die eine frequenzabhängige Wandergeschwindigkeit aufweisen, kommt es über die Auslenkung der Reissner'schen Membran zu einer frequenzbedingten Auslenkung der Basilarmembran und damit einer entsprechenden Reizung von Haarzellen im Cortischen Organ. Die Haarzellen sind mit Nervenzellen verbunden, die die Reizung an den Pars cochlearis des N. vestibulocochlearis weiterleiten. Über die Auslenkung der Haarzellen werden somit die Flüssigkeitsschwingungen frequenzabhängig in elektrische Energie umgewandelt.

Da die Fortpflanzungsgeschwindigkeit der Wanderwellen abhängig vom Schallwellenwiderstand in den Innenohrflüssigkeiten ist, werden hohe Frequenzen nah am Steigbügel wahrgenommen, während die Schwingungen tiefer Frequenzen weiter zur Spitze der Cochlea laufen. Die Wellen laufen nur bis zu einer frequenztypischen Stelle. Hinter diesem Schwingungsmaximum ist die Basilarmembran in Ruhe. Jede Frequenz wird somit an einem anderen Ort der Basilarmembran wahrgenommen. Dies wird auch als „tonotope Organisation" oder „Ortstheorie" bezeichnet (Rohen, 1994; Zenner, 1994). Die Abbildung **3** verdeutlicht die Tonlokalisation auf der Basilarmembran des Menschen.

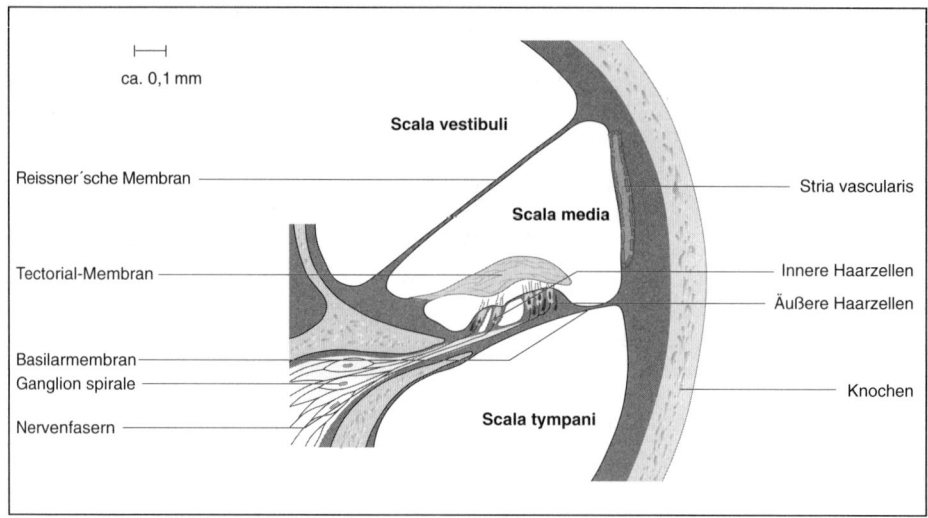

Abb. 2 Schematischer Querschnitt durch eine Windung der Cochlea
(Schmidt, 1977, S. 220)

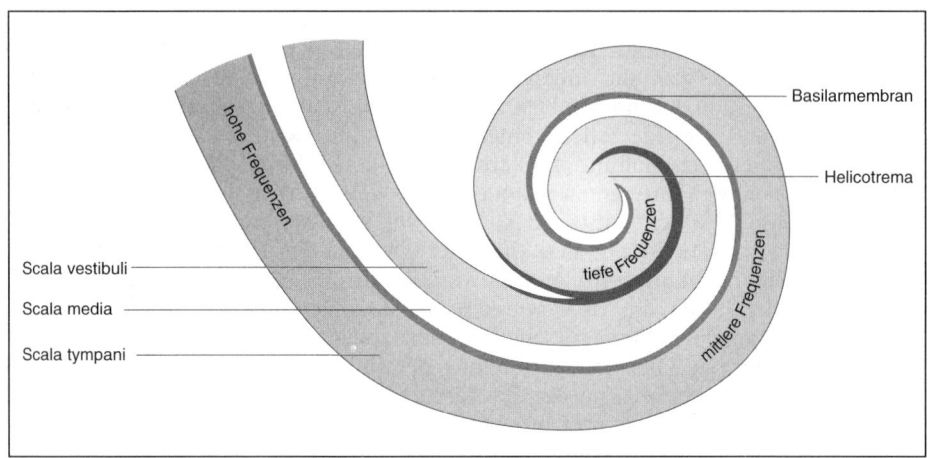

Abb. 3 Tonlokalisation auf der Basilarmembran der Cochlea des Menschen

Zentrales Hörsystem

Auditive Verarbeitungsstörungen treten dann auf, wenn die zentrale Weiterleitung und Verarbeitung auditiver Informationen beeinträchtigt ist. Daher soll diese nun genauer betrachtet werden.

Die zentrale Verarbeitung beginnt beim Spiralganglion und läuft über die zentrale Hörbahn bis zum Cortex. Die Abbildung **4** zeigt die zentrale Hörbahn mit ihren verschiedenen Schaltstationen. Es handelt sich um eine stark vereinfachte Grafik, bei der lediglich afferente Verbindungen dargestellt wurden. Die Rückkopplungs-kreise bildenden efferenten Verbindungen wurden zugunsten der Übersichtlichkeit der Grafik nicht eingezeichnet. Durch diese werden Informationen vom Zentralner-vensystem an die Peripherie weitergeleitet. Die genaue Wirkungsweise der Efferenz ist bisher nicht genau erforscht, jedoch scheint der Cortex auf diese Weise Feinein-stellungen vornehmen zu können. Das efferente Rasmussen-Bündel (Tractus olivo-cochlearis), das vom Rautenhirn zum Innenohr verläuft, erfüllt beispielsweise eine wichtige Schutzfunktion. Es reguliert die Reizschwelle bei der auditiven Perzeption und sorgt dafür, daß das Hörsystem nicht mit unwichtigen Detailinformationen überlastet wird (Rohen, 1994).

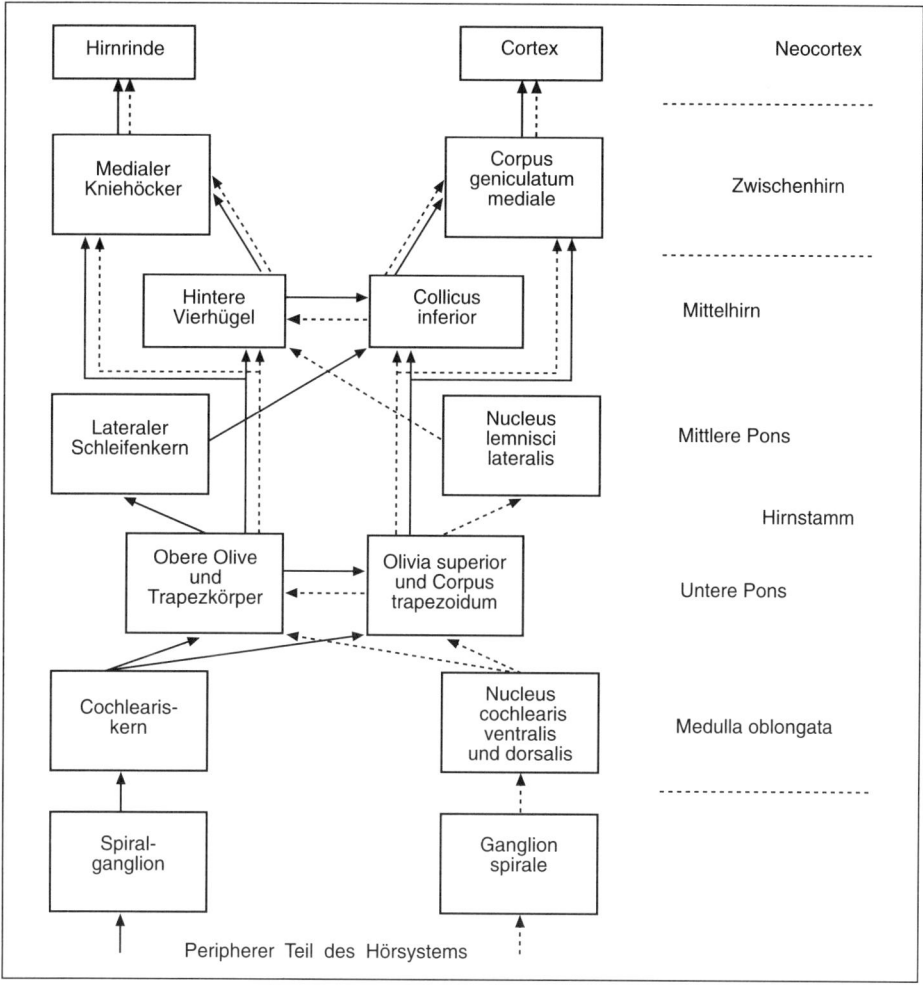

Abb. **4** Vereinfachtes Schema der zentralen Hörbahn, modifiziert nach Franke (1998, S. 95)

Bei der Informationsweiterleitung spielen die beiden Mechanismen „Divergenz" und „laterale Hemmung" eine entscheidende Rolle. Sie wirken auf allen Ebenen des Hörsystems. Die Divergenz beinhaltet, daß neuronale Informationen von einem Neuron an mehrere Neurone der nächsthöheren Ebene weitergeleitet werden. So können auch schwache Reize eines oder weniger Rezeptoren weitergegeben werden, wodurch die Störanfälligkeit der Informationsvermittlung reduziert wird. Die laterale Hemmung verhindert, daß sich diese Impulse zu stark ausbreiten. Dabei hemmen zwischengeschaltete Neurone schwächere Impulse aus Randbereichen der Basilarmembranausbreitung, wodurch extreme Tonbereiche bei der Weiterleitung der Erregung unterdrückt werden. Durch diese negative Rückkopplung werden wesentliche Informationen besser wahrgenommen und weniger wichtige Informationen unterdrückt (Schmidt, 1977).

Je zentraler die Verarbeitungsebene liegt, desto komplexer ist die Verarbeitung der akustischen Signale. Neurone höherer Schaltebenen, schon ab dem Nucleus cochlearis dorsalis, sind beispielsweise durch reine Töne nicht mehr erregbar. Es finden erste Schritte zur Mustererkennung statt (z. B. Erkennen von Anfang/Ende des Signals oder von Frequenzübergängen). Bestimmte Neuronentypen reagieren also bereits innerhalb der Reizfortleitung über die zentrale Hörbahn individuell auf bestimmte Merkmale des Schallreizes, wie Frequenz und Intensität. Die Verarbeitung verbaler Stimuli vollzieht sich auf der höchsten Ebene des Gehirns, wohingegen außersprachliche Stimuli – je nach Komplexität – bereits auf den davorliegenden Ebenen verarbeitet werden können. Das akustische Signal wird somit auf dem Weg über die zentrale Hörbahn mehrfach umcodiert (Schmidt, Thews, 1995).

Auf der Ebene des Olivenkomplexes und des Trapezkörpers laufen erstmals Informationen von beiden peripheren Hörsystemen zusammen, so daß hier eine erste Möglichkeit des Vergleichs der akustischen Signale gegeben ist. Der laterale Schleifenkern ist an der zeitlichen Analyse der Schallreize beteiligt, und im medialen Kniehöcker finden frequenzspezifische Antworten zur Vorbereitung der Mustererkennung statt. Die Zellen der zuletzt genannten Ebene reagieren z. T. nur auf komplexe Schallmuster.

Die letztliche Analyse komplexer Schallereignisse vollzieht sich jedoch im auditorischen Cortex. Dazu werden die akustischen Signale über die zentrale Hörbahn zunächst zu den subkortikalen Hörzentren im Mittel- und Zwischenhirn weitergeleitet (Niewenhuys, Voogd, Van Huijzen, 1991). Von dort gelangen sie zu den kortikalen Hörzentren im Temporallappen, wo es zu einer gleichzeitigen Analyse der akustischen Informationen kommt. In den primären akustischen Projektionsfeldern der Heschlschen Querwindung finden neuronale Prozesse statt, die eine Beurteilung eines Schallreizes nach bestimmten Merkmalen, wie z. B. Dauer, Wiederholung, Frequenz und Intensität vorbereiten. Die tonotope Organisation (Gliederung nach Schallfrequenzen), wie sie in der Cochlea zu beobachten ist, findet sich auch auf den zentraleren Ebenen der Informationsweiterleitung und -verarbeitung wieder, im Cortex selbst ist die Bedeutung des Tonotopieprinzips umstritten (Zenner, 1994). Von jedem Cortischen Organ führen Fasern in beide Projektionsfelder. Dabei dominieren jedoch die kontralateralen Verbindungen, so daß eine vollständige zentrale Taubheit nur dann auftritt, wenn beide Heschl-Querwindungen verletzt wurden (Lurija, 1973).

In der Nähe der Heschlschen Querwindung befinden sich die sekundären (Brodmann-Feld 22 und Teile des Feldes 21) und tertiären Rindenfelder auf der Außenfläche des Cortex (Abb. **5 a–b**). Sie sind modalitätsspezifisch, d. h. auf die Verarbeitung auditiver Stimuli spezialisiert. Die Erregung breitet sich dabei über größere Gebiete aus als im primären Cortex. Die sekundären Rindenfelder spielen eine wichtige Rolle bei der „Differenzierung von Verbindungen gleichzeitig dargebotener auditiver Reize" sowie bei der „Differenzierung von Tönen ungleicher Frequenzzahl oder von rhythmischen Reizverbindungen" (Lurija, 1973, S. 131). Die sekundären Felder stehen in enger Verbindung mit tieferen Regionen der postzentralen und prämotorischen Felder, welche für die Sprachproduktion zuständig sind. Als entscheidend für das Sprachverständnis wird das meist im Temporallappen der linken Hirnhemisphäre befindliche Wernicke-Zentrum angesehen, das zu den sekundären akustischen Rindenfeldern zählt. Im Rahmen der kortikalen Weiterverarbeitung werden die auditiven Informationen mit kognitiven, emotiven und sprachlichen Inhalten verknüpft (Bregman, 1990; McAdams, Bigand, 1993).

Kommt es zu einer Läsion der sekundären Zonen, ist die phonematische Diskrimination bei erhaltener Geräuschwahrnehmung beeinträchtigt. Diese Störungen zeigen sich bei Schädigungen des linken Temporallappens und sind um so ausgeprägter, je größer die Läsion ist. Rechtstemporale Läsionen sind asymptomatisch oder verursachen z. B. Wahrnehmungsstörungen bei der Verarbeitung komplexer rhythmischer Gestalten. Manchmal kommt es zu einer Beeinträchtigung des Musikhörens. Befinden sich Läsionen von den primären Feldern weiter entfernt im Gebiet der mittleren Schläfenwindung, so ist die phonematische Diskrimination intakt oder nur leicht beeinträchtigt, und es zeigen sich Störungen beim audio-verbalen Gedächtnis. Dabei können auch kurze Laut-, Silben- und Wortreihen nicht behalten werden (Lurija, 1973).

Die rechts- und linkstemporale Verarbeitung wird traditionell stark unterschieden. So sollen rechtstemporal eher musikalische Reize, linkstemporal eher verbale Stimuli wahrgenommen werden. Neuere Untersuchungen (Peretz, 1993) haben jedoch gezeigt, daß auch in der linken Hemisphäre bestimmte Qualitäten musikalischer Reize verarbeitet werden. Dabei sind Art und Ort der Verarbeitung von der musikalischen Vorbildung des Individuums abhängig. Musiker verarbeiten demnach musikalische Reize eher in analytischer Form in der linken Hemisphäre, Nicht-Musiker eher in der rechten Hemisphäre. Es ist davon auszugehen, daß die Verarbeitung von Sprache und Musik nicht durch die gleichen Verarbeitungsmechanismen geschieht. Einen Hinweis darauf geben Untersuchungen an Patienten, bei denen nach einer Läsion zwar die Sprachverarbeitung ausgefallen war, deren musikalische Verarbeitung jedoch intakt blieb, und umgekehrt (Peretz, 1993). Ebenso wird angenommen, daß es ein weiteres eigenständiges Verarbeitungsgebiet für Umweltgeräusche gibt.

Andere Untersuchungen (Ojemann, 1990 und 1991) weisen auch darauf hin, daß das kortikale Sprachgebiet nicht einheitlich, sondern in einzelne Systeme aufgeteilt ist, welche für verschiedene Aspekte der Sprache zuständig sind. Dabei fanden sich bei den Untersuchungen im Hinblick auf das Sprachverständnis in beiden Hemisphären aktive Neurone, so daß die strenge Trennung zwischen den Hemisphären nicht immer sinnvoll erscheint. Des weiteren war die Lokalisation des Wernicke-Zentrums individuell sehr unterschiedlich. Die Ergebnisse sprechen nach Ojemann insgesamt dafür, daß es für verschiedene Sprachfunktionen spezifische parallel verarbeitende neurale Systeme gibt, die jedoch innerhalb des Assoziationscortex sehr weit verbreitet sind.

a) Primäre akustische Projektionsfelder (punktiert) = Gyri temporales transversi oder Heschl-Querwindung (Feld 41 nach Brodmann). Projektionsfelder für tiefe (1), mittlere (2) und höhere (3) Frequenzbereiche
b) Sekundäre und tertiäre akustische Rindenfelder auf der Außenfläche des Großhirns:
40 = Gyrus supramarginalis (optische Schreib- und Lesefelder)
41 = Übergreifen der Heschl-Querwindungen auf die Außenfläche des Großhirns (primäre akustische Projektionsfelder)
42 = Sekundäre akustische Rindenfelder (Laut- und Geräuschempfindung), Wernicke-Zentrum
20 = Tertiäre akustische Rindenfelder (akustische Erinnerungen; Wort-, Musik- und Sprachverständnis)
21 = Tertiäre akustische Rindenfelder (akustische Aufmerksamkeit, akustische Intentionen)
22 = Sekundäre akustische Rindenfelder; vorne: mehr Tonverständnis; hinten: mehr Wort- und Satzverständnis

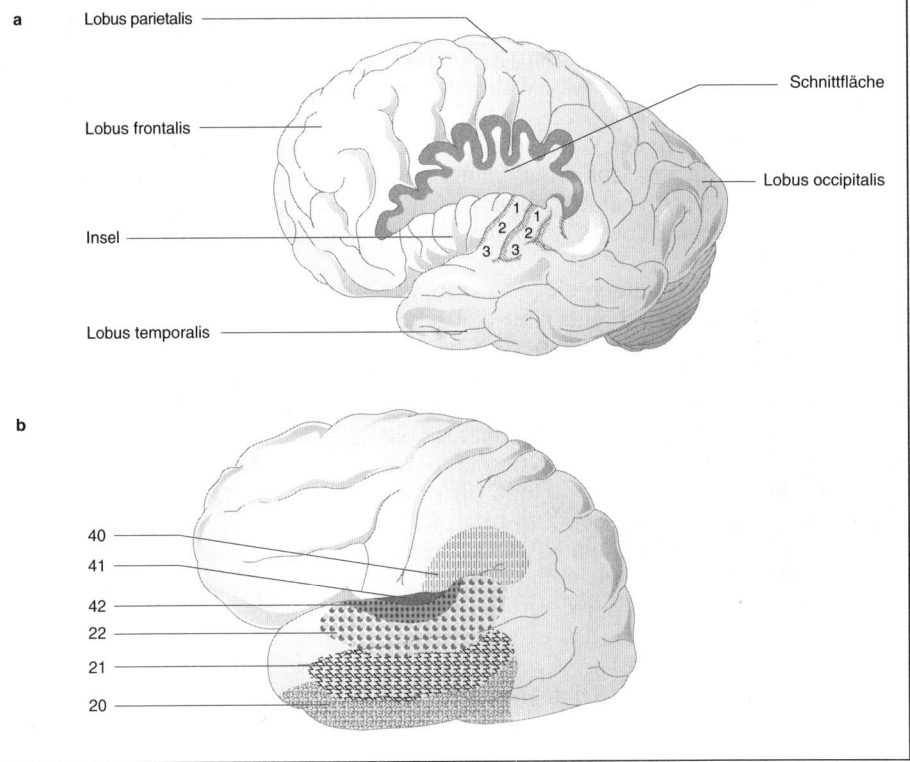

Abb. 5 a–b Hörfelder des Großhirns (Rohen, 1994, S. 215)

Die meisten Informationen zur Verarbeitung akustischer Stimuli beruhen bisher auf Messungen, die an (zumeist narkotisierten) Tieren vorgenommen wurden. Die Übertragung dieser Informationen auf den Menschen und vor allem dessen Sprach-erkennung ist daher nur mit Einschränkungen möglich und beruht vielfach auf Spekulationen.

Hinweise darauf, wie und wo akustische und insbesondere sprachliche Informa-tionen beim Menschen verarbeitet werden, geben Läsionen, bei denen die akustische Informationsverarbeitung gestört ist. So kann zum Beispiel nach bilateralen Temporallappenläsionen oder ausgedehnten unilateralen temporalen Läsionen eine auditive Agnosie auftreten, bei der der Patient unfähig ist, das

Gehörte zu interpretieren. Nach Peretz (1993) wird dabei zwischen verbaler und non-verbaler Agnosie unterschieden. Während die verbale Agnosie auf die gestörte Identifikation sprachlicher Stimuli bezogen ist, können bei der non-verbalen Agnosie Geräusche nicht mehr richtig erkannt werden.

Bei leichteren telencephalen Hörstörungen kommt es zum sogenannten „Cocktailpartyeffekt", bei dem es dem Betroffenen nicht oder kaum mehr möglich ist, den Ausführungen eines Gesprächspartners zu folgen, wenn andere Personen im Raum gleichzeitig sprechen oder andere Umgebungsgeräusche hinzukommen (Scherg, 1988). Kinder mit auditiven Verarbeitungsstörungen zeigen neben anderen Symptomen oft auch einen solchen „Cocktailpartyeffekt". Hier liegen jedoch keine erworbenen Schädigungen im Sinne von Hirnläsionen vor, so daß davon auszugehen ist, daß auch entwicklungsbedingt Schwierigkeiten bei der zentralauditiven Informationsverarbeitung auftreten können. Andererseits ist auch eine Aufmerksamkeitsstörung denkbar.

Leistungen des auditiven Systems

Zu den Leistungen des auditiven Systems gehören im wesentlichen die Verarbeitung von Lautstärken und Tonhöhen, die Verarbeitung zeitlicher Verhältnisse, die Lokalisation von Schallquellen, die Verarbeitung von Musik (Töne, Klänge, Rhythmus) sowie die Verarbeitung von Sprache (Schmidt, Thews, 1995). Das Therapiekonzept, das hier vorgestellt werden soll, befaßt sich mit der Verarbeitung in allen diesen Bereichen. Es schließt also die Verarbeitung einfacher auditiver Stimuli wie auch die komplexer Stimuli mit ein. Im folgenden soll vor allem die Verarbeitung von Lautstärken und Tonhöhen näher betrachtet werden.

Das Hörsystem ist in der Lage, Schallschwingungen ab einer bestimmten Mindestlautstärke wahrzunehmen. Dabei ist diese Mindestlautstärke interindividuell unterschiedlich. Diese Grenze, bei der ein Schall für das Ohr hörbar wird, wird als Hörschwelle bezeichnet. Sie stellt eine subjektive Grenze dar. Die Mindestlautstärke ist von der Frequenzzusammensetzung abhängig. Für reine Sinustöne werden geringere Schalldruckpegel benötigt, damit diese vom Ohr wahrgenommen werden, als für Geräusche. Sinustöne mittlerer Frequenzen werden eher wahrgenommen als solche hoher oder tiefer Frequenzen.

Die „subjektive Empfindung der Stärke eines akustischen Ereignisses" (Franke, 1998) wird als Lautheit bezeichnet. Die Maßeinheit für die Lautstärke wird in Dezibel (dB) angegeben. Hierbei handelt es sich um eine „relative und logarithmische Größe, die das Verhältnis eines gemessenen physikalischen Schalldrucks zu einem willkürlich festgelegten Schalldruck angibt" (Guski, 1989, S. 121). Die Empfindung der Lautstärke hängt jedoch nicht nur vom Schalldruck bzw. der Schallenergie und der Frequenzzusammensetzung ab, sondern auch von der Entfernung und Richtung, aus der der Schall kommt, der Signaldauer des Schalls, der Lautstärke und Frequenzzusammensetzung von Umgebungsgeräuschen und der Bedeutung des Schalls für das Individuum.

Die Tonhöhe wird durch die Frequenz der Schallschwingungen bestimmt und in Hertz (Hz) gemessen. Sinustöne bestehen aus einer Frequenz und Klänge aus einem Frequenzspektrum (Grundton mit Obertönen). Ein Geräusch hingegen stellt ein Schallereignis dar, das viele Frequenzen des Hörbereiches enthält, wobei im

Zeitverlauf des Schalldrucks keine Periodizität mehr vorhanden ist. Die Sprache ist eine komplexe Mischung aus Klängen und Geräuschen (Schmidt, Thews, 1995).

Entscheidend für die Sprachverarbeitung ist die „Entdeckung komplexer Invarianten" (Guski, 1989, S.136). Damit sind die Aspekte einer akustischen Information gemeint, die gleichbleiben, auch wenn Lautstärke, Tonhöhe und Sprechtempo mitunter stark variiert werden, und somit das Verstehen der sprachlichen Information ermöglichen. Das auditive System ist andererseits sehr sensibel für spektrale Veränderungen, wodurch es in der Lage ist, sehr ähnliche Phoneme, wie z. B. [b], [d] und [g] voneinander zu unterscheiden (kategoriale Lautwahrnehmung).

Die Abbildung **6** zeigt den menschlichen Hörbereich nach Schalldruck (dB) und Frequenz (Hz), wobei das rechteckig umrandete Gebiet den Bereich angibt, der für die praktische Hördiagnostik von entscheidender Bedeutung ist. Innerhalb der geschwungenen Form liegt die normale Hörschwellenkurve. Der oberhalb dieser Form liegende Bereich ist vom Menschen nicht hörbar. Als untere Grenze ist die Schmerzschwelle eingetragen, d. h. die Lautstärken, bei denen die verschiedenen Frequenzen nicht mehr lauter, sondern als schmerzhaft empfunden werden. Bereits bei niedrigeren Schalldruckpegeln wird eine sogenannte Unbehaglichkeitsschwelle erreicht. Das schraffierte Sprachfeld verdeutlicht die bei einer aus 1 m geführten normalen Unterhaltung auftretenden Schallpegel über die verschiedenen Frequenzen hinweg (Niemeyer, 1978).

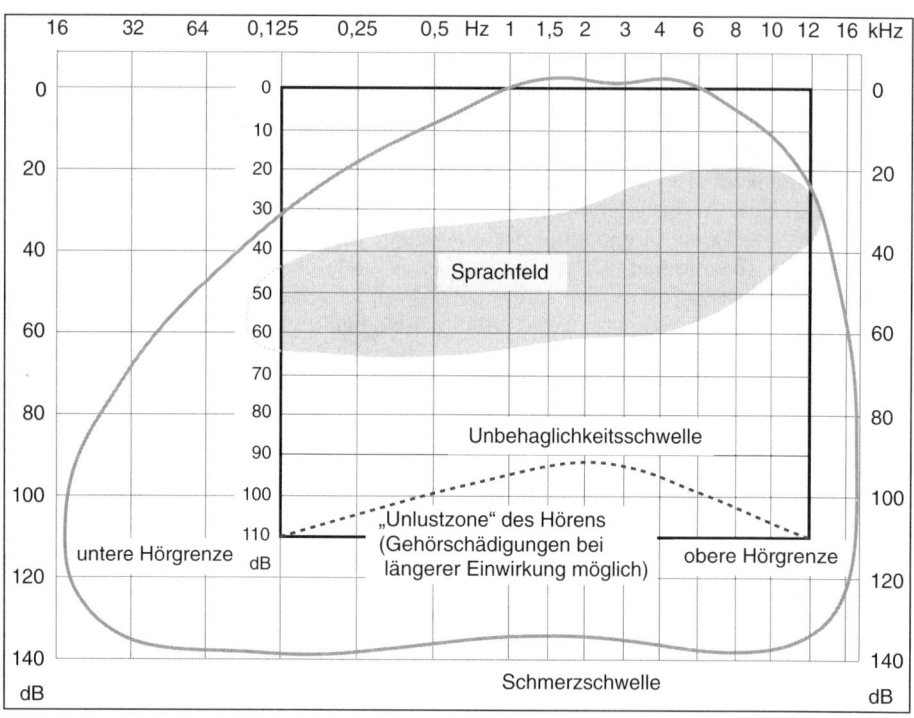

Abb. **6** Menschlicher Hörbereich (Niemeyer, 1978, S. 22)

Entwicklung der auditiven Verarbeitung

Der Beginn der auditiven Verarbeitungsentwicklung vollzieht sich schon pränatal. In der 12. Schwangerschaftswoche (SSW) ist das Hörorgan bereits angelegt, und in der 20. SSW ist die Cochlea ausgeformt und funktionstüchtig. Erste Reaktionen des Fötus auf akustische Stimuli sind ab der 22. SSW mit Ultraschalldiagnostik nachweisbar (Holtz, 1994).

Wenige Tage nach der Geburt ist der Säugling in der Lage, Tonhöhenunterschiede grob zu erkennen und eine akustische Reizauswahl zu treffen. Die Stimme der Mutter wird schnell erkannt (Günther, Günther, 1989). Im 2. Lebensmonat zeigen sich erste erworbene Anpassungsprozesse des Gehörs. Das Kind fängt an zu lauschen und zeigt nicht mehr nur reflexartige Reaktionen auf auditive Stimulationen (Hellbrügge, Wimpffen, 1973). Schon im Alter von 4 Monaten können stimmhafte und stimmlose Laute voneinander unterschieden werden, und andere phonetisch relevante Merkmale werden zunehmend diskriminiert.

Auditive Reize werden, wie im vorangegangenen Kapitel beschrieben, mit anderen Sinnesmodalitäten verknüpft, und im Alter von 4 Monaten kommt es zur serialen Integration (z. B. auditive Lokalisation). Bis zum 9. Lebensmonat entwickelt sich eine zunehmend bessere Diskrimination akustischer Stimuli. Es kommt zur Ausbildung eines phonematischen Gehörs, das für die Sprachentwicklung von entscheidender Bedeutung ist (Günther, Günther, 1989; Hellbrügge, Wimpffen, 1973).

Kiphard (1987) gibt in seinem sensomotorischen Entwicklungsgitter, das zur Grobdiagnostik von Entwicklungsauffälligkeiten dient, auch altersspezifische Werte zur akustischen Wahrnehmung an. Die enthaltenen Werte sind jedoch nur zu einem geringen Teil statistisch gesichert und ersetzen somit keine gezielte teilfunktionsspezifische Diagnostik.

Zentral-auditive Verarbeitung (ZAV)

Die ZAV ist die nach der durch das Hörorgan erfolgenden peripheren Aufnahme akustischer Reize stattfindende zentral-zerebrale Verarbeitung außersprachlicher und sprachlicher Stimuli. Auf kortikaler Ebene werden die Verarbeitungsprozesse in verschiedene Teilfunktionen unterteilt. Im folgenden werden deutschsprachige Modelle der ZAV dargestellt und diskutiert sowie ein sich aus den Kritikpunkten ergebendes eigenes Modell vorgestellt.

Modelle der zentral-auditiven Verarbeitung (ZAV)

Das erste Modell (Abb. 7) von Esser und Mitarb. (1987) zeigt den Verlauf der auditiven Verarbeitung vom peripheren Hören über die vorverarbeitenden Ebenen der zentralen Hörbahn, bis hin zur Verarbeitung auf kortikaler Ebene, die von Ihnen als „Wahrnehmung im engeren Sinne" (Esser u. Mitarb., 1987, S. 10) bezeichnet wird. Dabei wird durch das Modell die Bedeutung der Vorverarbeitung der akustischen Stimuli auf der Ebene der zentralen Hörbahn gut hervorgehoben.

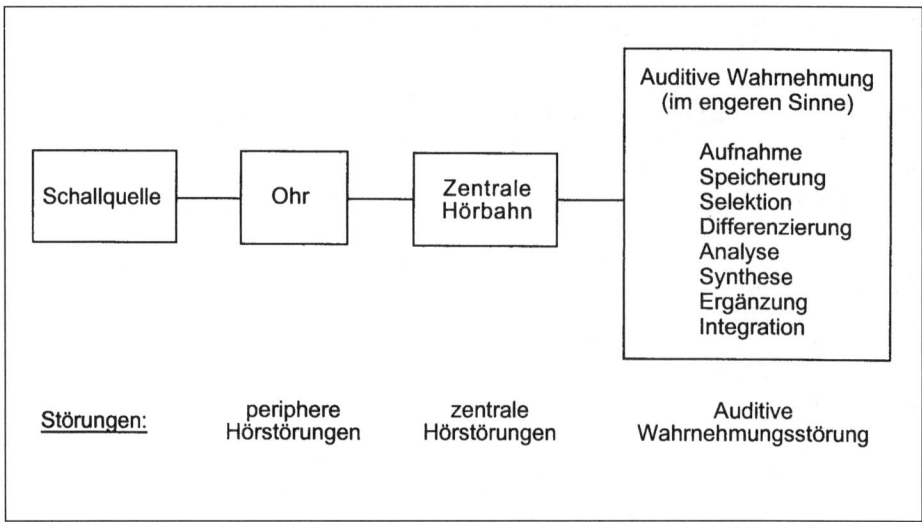

Abb. **7** Modell der auditiven Wahrnehmung nach Esser und Mitarb. (1987, S. 10)

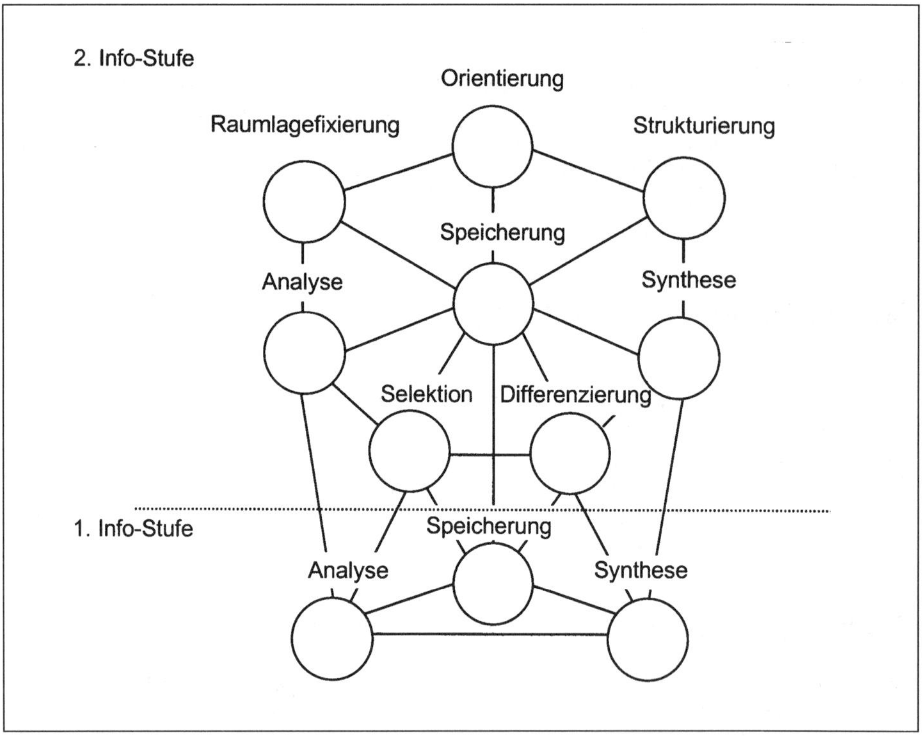

Abb. **8** Funktionelles System der auditiven Wahrnehmung nach Günther und Günther (1992, S. 8)

Auf der höchsten Ebene werden verschiedene Teilfunktionen (Aufnahme, Speicherung, Selektion usw.) der auditiven Wahrnehmung unterschieden, die jedoch nur grob geordnet sind. Es ist nicht erkennbar, welche Qualität die einzelnen Leistungen haben, d. h., inwieweit es sich um einfachere Wahrnehmungsleistungen oder bereits um komplexere, kognitiv beeinflußte Klassifikationsleistungen handelt. Die übergeordnete Leistung der Integration, also der Verknüpfung von einzelnen Teilfunktionen (intramodale Integration) oder die Verbindung zwischen der auditiven Verarbeitung und anderen Sinnesmodalitäten (intermodale Integration) wird mit den einzelnen Teilfunktionen im Modell auf die gleiche Stufe gestellt. Das Modell wurde in einer späteren Publikation (Esser, G., Wurm-Dinse, U., 1997) nur geringfügig modifiziert, wobei die Teilfunktion Differenzierung in Anlehnung an Breuer und Weuffen (1994) in einen phonematischen, melodischen und rhythmischen Anteil untergliedert wurde.

Gerade im Hinblick auf die einzelnen Teilfunktionen findet sich im Modell von Günther und Günther (1992) eine differenziertere Darstellung in Form eines Netzwerkmodells (Abb. **8**). Die Teilfunktionen sind denen des ersten Modells sehr ähnlich, werden z. T. aber anders benannt. Es wird zwischen einer nonverbalen Stufe (1. Info-Stufe) und einer verbosensorischen Stufe (2. Info-Stufe) unterschieden, wobei auf der nonverbalen Ebene nur drei Teilfunktionen aufgeführt wurden. Die Interaktionen der Teilfunktionen untereinander und die parallele Verarbeitung werden hier zwar deutlich, eine Trennung zwischen Wahrnehmungs- und Klassifikationsleistungen ist aber auch in diesem Modell nicht erkennbar.

Ausgehend von diesen Modellen und einem allgemeineren Wahrnehmungsmodell nach Zimbardo (1992) unter Berücksichtigung von „top-down" und „bottom-up"-Prozessen sowie englischsprachigen Modellen (z. B. Kuhl, 1982), soll hier ein neues Modell der auditiven Verarbeitung (Abb. **9**) vorgestellt werden, das eine differenzierte Betrachtung der auditiven Teilfunktionen in Abhängigkeit von der jeweiligen Verarbeitungsebene ermöglicht.

In diesem Modell wurden die auditiven Teilfunktionen unterschiedlichen Ebenen zugeordnet. Die Teilfunktionen „Aufmerksamkeit" und „Speicherung und Sequenz" bilden eigene Bereiche, die einen Einfluß auf mehrere Ebenen der auditiven Verarbeitung und die damit verbundenen Teilfunktionen haben. Innerhalb der einzelnen Ebenen sind die Leistungen ebenfalls hierarchisch geordnet, d. h. beispielsweise für die Ebene der Wahrnehmung, daß angenommen wird, daß Lokalisationsleistungen leichter einzustufen sind als Leistungen der Diskrimination, die ihrerseits wieder leichter als Selektionsleistungen zu betrachten sind. Dies gilt auch für die Ebene der Klassifikation.

Bei der Verarbeitung auditiver Stimuli wird zwischen „top-down" und „bottom-up"-Prozessen unterschieden. Bei den „bottom-up"-Prozessen (Daten-gesteuert) findet die Weiterleitung der Informationen von unten nach oben statt. Sie beginnt bei der akustischen Stimulation und führt über die Stufen der Empfindung, Wahrnehmung und Klassifikation bis hin zu weiteren mentalen Prozessen. Auf der Stufe der Empfindung kommt es zur Umwandlung von physikalischer Energie in neurale Aktivität. Auf der Ebene der Wahrnehmung werden diese Informationen weiterverarbeitet. Es wird eine subjektive innere Repräsentation des Wahrgenommenen gebildet (Perzept), in der die Merkmale des Wahrgenommenen festgehalten werden (Zimbardo, 1992). Diese Perzeptbildung läuft unbewußt ab (Murch, Woodworth, 1978). Der Ebene der Wahrnehmung wurden die Teilfunktionen Lokalisation, Diskrimination und Selektion zugeordnet.

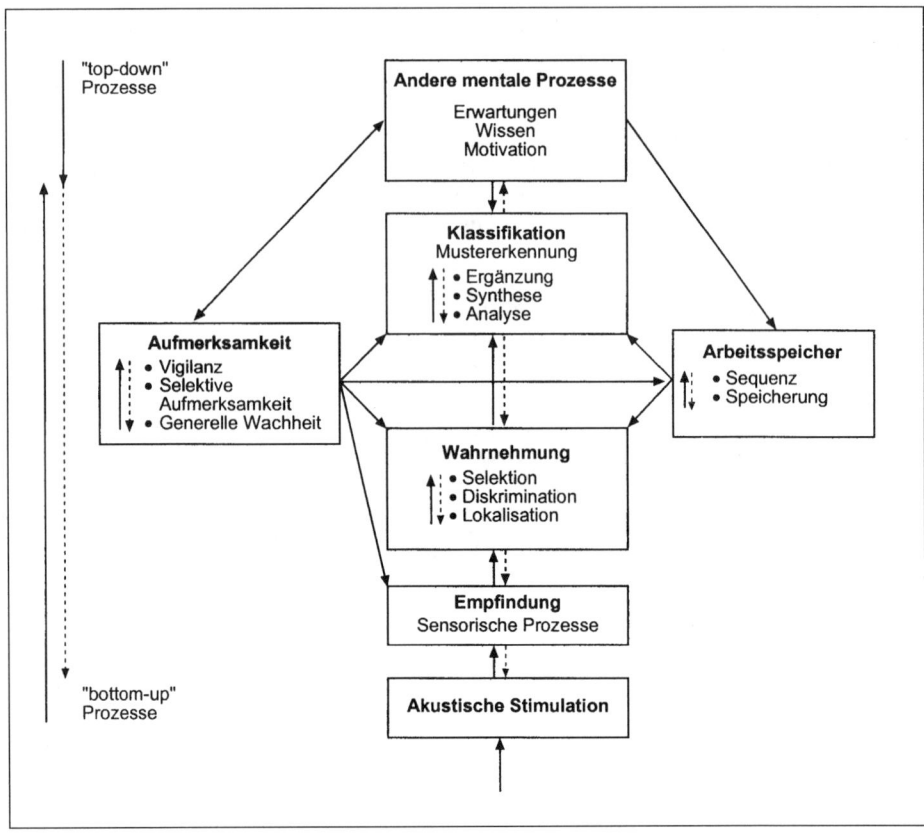

Abb. **9** Modell der zentral-auditiven Verarbeitung (ZAV)

Dabei können Reize lokalisiert, diskriminiert oder selektiert werden, ohne daß dem Reiz selbst eine Bedeutung zugeordnet werden muß. Beispielsweise kann ein Stimulus aus einem Hintergrundgeräusch herausgehört werden, indem zwar erkannt wird, daß zu dem Hintergrundgeräusch ein weiterer Reiz hinzukommt, der Reiz als solcher muß aber nicht erkannt bzw. in Kategorien eingeordnet werden. Die Klassifikation, d. h. die Einordnung der Eigenschaften des Wahrgenommenen in vertraute Kategorien bzw. vorhandenes Wissen, vollzieht sich auf der nächsthöheren Ebene. Über Prozesse der Analyse, Synthese und Ergänzung kommt es zur Mustererkennung.

Die Informationsverarbeitung wird in allen Bereichen von der Aufmerksamkeit beeinflußt, so daß diese Teilfunktion als Basis für alle anderen Funktionen gesehen werden kann. Um Reize wahrnehmen und klassifizieren zu können ist es außerdem notwendig, diese zu speichern und zu sequenzieren, um die verschiedenen Verarbeitungsschritte überhaupt durchführen zu können.

Die „top-down"-Prozesse (Konzept-gesteuert) verlaufen in umgekehrter Richtung. Hierbei beeinflussen höhere mentale Funktionen wie Erwartungen, Wissen und Motivation das Wahrnehmungsergebnis. Ein Beispiel ist der Einfluß der Motivation auf die Aufmerksamkeit. Erst wenn eine genügend große Motivation gegeben ist, wird genügend Aufmerksamkeit aufgebracht, um z. B. bestimmte Aufgaben zu lösen. Belege für die Bedeutung der Motivation bei der Lösung zentral-auditiver Aufgaben finden sich u. a. bei Silman, Silverman und Emmer (2000).

Das Modell veranschaulicht, wie komplex der Wahrnehmungsprozeß ist, bedeutet aber auch eine künstliche Trennung von Stufen, die in der Realität ineinander übergehen. So beinhaltet beispielsweise die Stufe der Wahrnehmung im engeren Sinne sowohl sensorische Anteile als auch erste Klassifikationen. Auch die „top-down"- und „bottom-up"-Prozesse laufen nicht isoliert voneinander ab, sondern interagieren miteinander. Das Modell impliziert zwar optisch eine serielle Verarbeitung, es ist aber davon auszugehen, daß es sich vielfach um parallel stattfindende Verarbeitungsprozesse handelt. Diese wären über ein Netzwerkmodell sicher besser zu erklären, für die Umsetzung theoretischer Überlegungen in ein praktisches Therapiekonzept zur teilfunktionsorientierten Behandlung von ZAVST erscheint das o. g. Stufenmodell jedoch eher geeignet.

Zum besseren Verständnis der einzelnen im Modell vorkommenden Teilfunktionen werden diese im nächsten Abschnitt genauer erläutert.

Zentral-auditive Teilfunktionen

Die im Modell (Abb. **9**) enthaltenen Teilfunktionen werden im folgenden genauer definiert, da in der Literatur keine einheitliche Meinung über die Bedeutung oder auch die Anzahl der Teilfunktionen herrscht. Die Begriffe werden daher so dargestellt, wie sie für das Therapiekonzept sinnvoll erscheinen.

Auch wenn die einzelnen Teilfunktionen getrennt voneinander beschrieben werden, zeigt schon das oben beschriebene Modell, daß an allen auditiven Verarbeitungsleistungen tatsächlich immer mehrere Teilfunktionen beteiligt sind, wenn auch in sehr unterschiedlicher Gewichtung. Die getrennte Betrachtung der einzelnen Funktionen soll aber dabei helfen, die einzelnen Komponenten des auditiven Verarbeitungsprozesses besser zu verstehen und Ansatzpunkte für eine an den spezifischen Störungen orientierten Therapie zu finden.

Aufmerksamkeit

Der Bereich der Aufmerksamkeit umfaßt die Fähigkeit, sich – in diesem Fall auditiven – Stimuli zuzuwenden und diese bewußt wahrzunehmen. Er bildet die Basis für die anderen Teilfunktionen, da ohne Aufmerksamkeit keine komplexere Verarbeitung stattfinden kann. Die Aufmerksamkeit kann in mehrere Komponenten untergliedert werden (Sturm, 1989). Die „generelle Wachheit" oder „Aktivierung" („general alertness" und „arousal") bildet dabei die erste Komponente. Sie wird wiederum in „tonische Wachheit" (physiologischer Organismuszustand) und „phasische Wachheit" (durch einen Warnreiz plötzlich verstärkte Aufmerksamkeit) unterschieden. Die zweite Komponente bildet die „selektive Aufmerksamkeit", welche in engem Zusammenhang mit der Konzentration steht. Im Rahmen der selektiven Aufmerksamkeit kommt es zu einer „kurzzeitigen, mehrere Minuten dauernden, aktiven Hinwendung und Einschränkung der Aufmerksamkeit (...), wobei selektiv relevante Merkmale einer gegebenen Aufgabe erfaßt, irrelevante dagegen unterdrückt werden müssen" (Sturm, 1989, S. 315), wie beispielsweise bei dichotischen Höraufgaben. Der Prozeß der selektiven Aufmerksamkeit kann sowohl automatisch (z. B. spontane Kopfdrehung zur Schallquelle), als auch kontrolliert (z. B. bewußtes Hinwenden zum Gesprächspartner) ablaufen. Die „Vigilanz" wird schließlich als dritte Komponente des Aufmerksamkeitsprozesses betrachtet. Dabei wird die Aufmerksamkeit über einen längeren Zeitraum in Anspruch genommen, obwohl die relevanten Stimuli nur in seltenen, unregelmäßigen Abständen auftreten. Als Beispiel nennt Sturm (1989) die Vigilanz bei von Fließbandarbeitern durchgeführten Qualitätskontrollen, bei denen selten auftretendes fehlerhaftes Material auszusortieren ist.

Zudem ist zwischen gezielter und „geteilter Aufmerksamkeit" („divided attention") zu unterscheiden. Während bei der gezielten Aufmerksamkeit die Aufmerksamkeit auf eine zu bewältigende Aufgabe gelenkt wird, verlangen Doppelaufgaben, also die gleichzeitige Durchführung zweier Aufgaben, eine Aufmerksamkeitsteilung. Je ähnlicher sich dabei die durchzuführenden Doppelaufgaben sind, desto schwieriger ist die Teilung der Aufmerksamkeit und um so größere Interferenzeffekte sind zu beobachten, d. h., durch die Teilung der Aufmerksamkeit treten bei der Aufgabenbearbeitung mehr Fehler auf als bei gezielter Aufmerksamkeit (Anderson, 1996; Posner, Raichle, 1996; Zimbardo, 1992).

Andere Autoren bezeichnen die auditive Aufmerksamkeit auch als Aufnahme (Esser u. Mitarb., 1987) oder Orientierung (Günther, Günther, 1992). Dabei umfaßt die von Esser verwendete Bezeichnung „Aufnahme" nicht nur den Bereich der Aufmerksamkeit, sondern auch den der Lokalisation. Da es sich aber um zwei ganz unterschiedliche Bereiche handelt, erscheint diese Zusammenfassung nicht sinnvoll.

Die Aufmerksamkeit ist eine grundlegend notwendige Leistung zur Verarbeitung akustischer Stimuli und stellt somit die Basis für alle anderen auditiven Teilfunktionen dar.

Speicherung und Sequenz

Die Fähigkeit, auditive Stimuli kurzfristig im Gedächtnis zu speichern, wird als Speicherung oder auditive Merkspanne bezeichnet. Dabei ist auf dieser Ebene die zusätzliche Speicherung der korrekten Reihenfolge der auditiven Stimuli noch nicht von entscheidender Bedeutung.

Das psychologische Modell der Zwei-Komponenten-Theorie (Abb. **10**) veranschaulicht die Speicherungsebenen des Gedächtnisses. Umweltreize gelangen zunächst für 1 – 2 Sekunden in den Sensorischen Speicher, der über eine nahezu unbegrenzte Kapazität verfügt. Durch Aufmerksamkeit auf bestimmte Stimuli können diese in das Kurzzeitgedächtnis überführt werden, das einen temporären Arbeitsspeicher darstellt, in dem bewußte Verarbeitungsprozesse stattfinden. Hier werden ca. 7 Items ohne Wiederholung („rehearsal") etwa 20 Sekunden lang gespeichert. Durch die sogenannte erhaltende Wiederholung können sie willkürlich länger im Kurzzeitspeicher gehalten werden, bevor sie verlorengehen oder an das Langzeitgedächtnis weitergegeben werden. Dort werden die Informationen mit bereits vorhandenem Material verknüpft und für den späteren Abruf aufbewahrt.

Das Modell ist tatsächlich wesentlich komplexer. Auf der Ebene des Kurzzeitspeichers finden unterschiedliche Kontrollprozesse statt, wie z. B. die Wiederholung, Kodierung, Entscheidung und Strategien des Abrufs (Baddeley, 1979). Auf dieser Ebene kommt es auch schon zur Ausgabe von Reaktionen. Andere Autoren (Baddeley, 1979; Carroll, 1986) betonen stärker die schon im Arbeitsgedächtnis enthaltenen Integrationsleistungen, die in der o. g. Darstellung zwischen dem Kurz- und dem Langzeitspeicher aufgeführt sind.

Bei der Teilfunktion Sequenz handelt es sich um die z. T. auch als Raumlagefixierung bezeichnete Fähigkeit, die richtige Reihenfolge auditiver Stimuli zu erfassen.

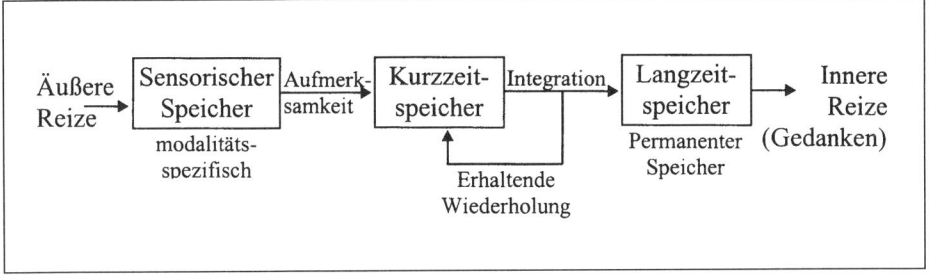

Abb. 10 Zwei-Komponenten-Modell des Gedächtnisses nach Atkinson und Shiffrin (1971), modifiziert nach Zimbardo (1992, S. 290)

Im sprachlichen Bereich ist die Reihenfolge von Lauten bzw. Silben in Wörtern und Wörtern in Sätzen bedeutungsunterscheidend. Die Sequenz stellt eine Erweiterung des Bereiches der Speicherung dar, da nun auch die Speicherung der Reihenfolge der auditiven Stimuli notwendig ist. Zur Wahrnehmung und Klassifikation akustischer Reize sind immer auch Gedächtnisleistungen erforderlich, um die akustischen Reize v. a. kurzfristig für die Weiterverarbeitung zu speichern.

Lokalisation

Die Lokalisation ist die Fähigkeit, die Richtung und Entfernung auditiver Stimuli festzustellen. Sie basiert auf der Leistung des Hörsystems, sich durch binaurales Hören im Raum zu orientieren. Dabei spielen Intensitäts- und Zeitunterschiede zwischen beiden Ohren bei der horizontalen Lokalisation eine entscheidende Rolle (Schmidt, Thews, 1995).

Diskrimination

Die Diskrimination bzw. Differenzierung ist die Fähigkeit, Ähnlichkeiten und Unterschiede zwischen auditiven Stimuli, insbesondere Sprachlauten, zu erkennen. Dabei können auditive Stimuli auf drei Ebenen diskriminiert werden (Burian, Eisenwort, Pfeifer, 1986): Die parasprachliche Ebene umfaßt die Diskrimination auditiver Reize nach ihrer Dauer, Lautstärke und Tonhöhe. Auf suprasegmentaler Ebene werden die Stimuli nach Dauer, Akzent und Intonation diskriminiert. Die segmentale Ebene bezieht sich auf die den Konsonanten und Vokalen zugrundeliegenden phonetischen Merkmale. Auf Sprachlautebene ist diese Diskriminationsleistung um so schwieriger, je weniger phonetische Merkmale zwei Sprachlaute unterscheiden. Feinste Unterscheidungen finden auf der Ebene von Einzellauten oder Minimalpaaren (z. B. Tanne – Kanne) statt.

Die drei Ebenen nehmen eine zunehmend komplexere Diskriminationsleistung in Anspruch. Sie bauen aufeinander auf und tragen gemeinsam zum Verstehen von Sprachsignalen bei. Zur Diskrimination der deutschen Sprachlaute nach phonetischen Merkmalen, wie z. B. Sonorität, Artikulationsort und Artikulationsart, finden sich entsprechende Tabellen in der linguistischen Literatur (Bünting, 1984; von Essen, 1981; Gadler, 1986) sowie dem „Hörtraining" von Signer (1979), das speziell für auditiv differenzierungsschwache Kinder konzipiert wurde. Darin sind detaillierte Merkmalstabellen enthalten, die für eine konkrete Therapieplanung im Bereich Diskrimination notwendig sind.

Selektion

Die Selektion, die auch als Figur-Hintergrund-Unterscheidung bezeichnet wird, beinhaltet die Fähigkeit zur Unterscheidung bedeutungsvoller Informationen von Umgebungsgeräuschen. Störgeräusche müssen unterdrückt werden, um relevante Stimuli aufnehmen zu können. Dies wird um so schwieriger, je mehr Nebengeräusche vorhanden und je komplexer diese sind.

Analyse

Die Fähigkeit, einzelne Elemente aus einer komplexen akustischen Gestalt herauszulösen, wird Analyse bzw. Identifikation genannt. Bezogen auf verbale Stimuli handelt es sich um das Extrahieren von Einzellauten oder Silben aus Wörtern, oder Wörtern aus Sätzen. Dabei geht es nicht nur darum, entsprechende Laute, Silben oder Wörter zu identifizieren, sondern auch um deren Positionsbestimmung. Nach Troßbach-Neuner (1991) werden sprachanalytische Fähigkeiten erst im späten Vorschulalter, also kurz vor der Einschulung vollständig erworben. Sie lösen die zunächst holistische Verarbeitung von Sprache ab und sind entscheidend für den Leselernprozeß. Die logopädische Therapie hat gezeigt, daß die Lautanalyse für sprachgestörte Kinder sehr nützlich ist. Dauerhafte Lautfehlbildungen können oft erst behoben werden, wenn das Kind lernt, analytische Fähigkeiten zu entwickeln, um für die in der Therapie über Fremd- und Eigenwahrnehmung erarbeiteten Laute Kategorien zu bilden und sie in seine expressive Sprache zu übernehmen.

Synthese

Die Synthese steht in einem engen Zusammenhang mit der Analyse. Sie ist ebenfalls von großer Bedeutung für den Leselernprozeß und beinhaltet die Fähigkeit, aus einzelnen Elementen eine komplexe akustische Gestalt zusammenzusetzen. Lautsprachlich ist hiermit im wesentlichen die Bildung eines Wortes aus Einzellauten oder Morphemen gemeint. Diese Fähigkeit entwickelt sich im Verlauf des Leselernprozesses und ist schwieriger als der Bereich der Analyse. Ein Training der Synthesefähigkeit erscheint daher erst nach dem Erwerb von sprachanalytischen Fähigkeiten sinnvoll zu sein.

Ergänzung

Mit dem Begriff Ergänzung wird die Fähigkeit bezeichnet, fragmentarische akustische Gebilde zu sinnvollen Informationen zu vervollständigen, wie z. B. die Ergänzung von Wort- oder Satzfragmenten zu sinnvollen Wörtern bzw. Sätzen. Es handelt sich ebenfalls um eine sehr komplexe Teilfunktion innerhalb der auditiven Verarbeitung. Je nach Art und Menge der Informationen, die aufgenommen werden können, fällt es leichter oder schwerer, die Fragmente zu einem sinnvollen Ganzen zusammenzusetzen. Es existiert ein enger Zusammenhang zum Kontext, in dem das Fragment steht, also den vorgegebenen Wort- und Satzfragmenten. Der Bereich der Selektion ist von besonderer Bedeutung für die Fähigkeit zur Ergänzung. Im Alltag müssen aus einer Vielzahl von Umweltgeräuschen genug relevante Informationen herausgehört werden, um einzelne Wörter oder Sätze zu verstehen bzw. sinnvoll zu ergänzen.

Intramodale und intermodale Integrationsprozesse

Das Zusammenwirken der einzelnen Teilfunktionen der ZAV untereinander wird als intramodale Integration bezeichnet. Obwohl die Teilfunktionen getrennt beschrieben wurden, bestehen unterschiedliche Verbindungen zwischen den einzelnen Funktionen, wie dies bereits bei der Modellbeschreibung deutlich wurde.

Insbesondere Aufmerksamkeits- und Speicherungsfunktionen sind zur Verarbeitung anderer Teilfunktionen wichtig. Intramodale Verbindungen bestehen also immer. Eine theoretische Trennung, wie sie im o. g. Konzept vorgeschlagen wurde, dient der Bewußtmachung der einzelnen Komponenten der zentral-auditiven Verarbeitung.

Die intermodale Integration befaßt sich mit den Verbindungen zwischen der ZAV insgesamt und anderen Verarbeitungsbereichen. Liegt eine ZAVST vor, so ist auch immer an das mögliche Vorliegen anderer Verarbeitungsstörungen zu denken, wobei andere intakte Verarbeitungsprozesse ggf. auch als Hilfen in der Therapie der ZAV eingesetzt werden können.

Zentral-auditive Verarbeitungsstörungen (ZAVST)

Definition

Auditive Verarbeitungsstörungen sind Störungen in der zentralen Verarbeitung auditiver Stimuli bei intaktem peripherem Hören. Diese Störungen können sich in den verschiedenen Teilfunktionsbereichen in unterschiedlicher Ausprägung zeigen. Dabei liegen bei ZAVST im engeren Sinne immer auch audiologisch meßbare Störungen auf der die akustischen Stimuli vorverarbeitenden Ebene der zentralen Hörbahn vor.

Ätiologische Faktoren

Die möglichen Ursachen für ZAVST können in medizinische Faktoren und Umwelteinflüsse unterteilt werden. Bei den medizinischen Faktoren werden sowohl Hirnreifungsverzögerungen (Wirth, 1983) als auch frühkindliche Hirnschädigungen (Huber, 1978) sowie chronische Mittelohrentzündungen im frühen Kindesalter (Updike, Thornburg, 1992; Zinkus, Gottlieb, 1980) diskutiert, wobei die Effektivität der Behandlung dieser Entzündungen einen signifikanten Einfluß auf die Ausbildung von zentral-auditiven Verarbeitungsstörungen hat (Hoffman-Lawless, Keith, Cotton, 1981). Hinsichtlich der Umwelteinflüsse geht Wirth (1983) beispielsweise von einem fehlerhaften Lernangebot in der frühkindlichen Entwicklung aus, wodurch es zu einer verminderten Vernetzung des Zentralnervensystems kommt.

In der Praxis ist die Beurteilung der Ätiologie von ZAVST jedoch schwierig, so daß man im wesentlichen auf Vermutungen angewiesen ist. Dabei ist es relativ einfach, z. B. milieubedingte Faktoren zu erkennen und ggf. zu verändern. Der Nachweis von Hirnreifungsstörungen ist allerdings mit Hilfe der heutigen medizinisch-technischen Möglichkeiten oft nicht zu erbringen.

Obgleich die Ursachen also nicht immer erkannt und noch seltener behoben werden können, ist es durch gezielte therapeutische Interventionen möglich, die auditive Verarbeitung so zu fördern, daß mögliche negative Folgen, wie z. B. Lese-Rechtschreibschwierigkeiten, vermindert werden können.

Klinische Symptome

Zentrale Hörstörungen

Zentrale Hörstörungen sind Störungen auf der Ebene der zentralen Hörbahn. Sie führen immer zu auditiven Verarbeitungsstörungen auf höheren zentralen Ebenen. Das periphere Hörvermögen und die Verarbeitung von Tönen unterschiedlicher Lautstärke bleiben unbeeinflußt, so daß die im Tonaudiogramm erstellte Hörschwelle unauffällig ist.

Abhängig von der Ausprägung der zentralen Hörstörung liegen unterschiedliche Beeinträchtigungen der ZAV vor. Audiologische Untersuchungen geben erste Aufschlüsse über die Art und das Ausmaß der zugrundeliegenden zentralen Hörstörung. Im folgenden werden die in diesem Zusammenhang auftretenden Teilfunktionsstörungen näher beschrieben.

Teilfunktionsstörungen

Auditive Aufmerksamkeitsstörung

Auditive Stimuli werden nicht oder nur teilweise wahrgenommen. Es gelingt nicht, die Aufmerksamkeit kurz- (selektive Aufmerksamkeit) oder langfristig (Vigilanz) im Hinblick auf auditive Reize aufrechtzuerhalten. Dabei besteht ein enger Zusammenhang zwischen (selektiver) Aufmerksamkeit und Konzentration (Sturm, 1989). In der neueren amerikanischen Literatur wird die Beziehung zwischen zentral-auditiven Verarbeitungsstörungen (ZAVST) (central auditory processing disorders = CAPD) und einer spezifischen Aufmerksamkeitsstörung (attention deficit disorder = ADD) näher betrachtet. Trotz verschiedener Studien (Cook u. Mitarb., 1993; Moss, Sheiffele, 1994; Riccio u. Mitarb., 1994) bleibt offen, ob die beiden Störungsbilder unabhängig voneinander vorkommen können, ob sie immer gemeinsam auftreten, oder ob etwa die Aufmerksamkeitsstörung als Ursache für ZAVST zu sehen ist. Kinder mit auditiven Aufmerksamkeitsstörungen sind leicht ablenkbar und können sich oft nicht lange genug auf auditive Reize konzentrieren, um diese aufzunehmen und zu verarbeiten.

Speicherungsstörung

Auditive Stimuli können nicht oder nur teilweise kurzfristig gespeichert werden. Die Menge der aus dem Arbeitsspeicher verfügbaren Stimuli ist reduziert, d. h. die auditive Merkspanne ist verkürzt. Ein altersgemäßer Wiederabruf auditiver Informationen ist auch ohne Berücksichtigung der Reihenfolge der einzelnen Items nicht möglich. Die betroffenen Kinder sind z. B. nicht in der Lage, eine altersentsprechende Menge von vorgesprochenen Zahlen oder Silben wiederzugeben oder sich verbale Anweisungen zu merken. Speicherungsstörungen wirken sich auf andere Teilfunktionen aus, da es zur Weiterverarbeitung auditiver Stimuli vielfach erforderlich ist, diese über einen gewissen Zeitraum zu behalten.

Sequenzstörung

Es gelingt nicht, akustische Stimuli in der vorgegebenen Reihenfolge zu reproduzieren. Die Menge der auditiven Stimuli kann evtl. wiedergegeben werden. Die Betroffenen sind jedoch nicht in der Lage, beispielsweise Silben in der vorgegebenen Reihenfolge zu wiederholen oder mehrteilige Anweisungen in der entsprechenden Reihenfolge auszuführen.

Lokalisationsstörung

Bei einer gestörten Schallokalisation können die Richtung und Entfernung auditiver Reizquellen nicht richtig erkannt werden. Kinder mit Störungen der Lokalisationsfähigkeit haben Schwierigkeiten, den Entstehungsort eines Schallereignisses zu erkennen. Sie brauchen oft lange, um eine Schallquelle zu entdecken, was nicht nur für die Aufnahme relevanter audititver Stimuli nachteilig ist, sondern z. B. auch ihr Verhalten im Straßenverkehr beeinträchtigen kann.

Diskriminationsstörung

Auditive Stimuli können nicht richtig voneinander unterschieden werden. Auf außersprachlicher Ebene gelingt die Diskrimination bezüglich der Dauer, Lautstärke und Tonhöhe nicht. Die Diskrimination sprachlicher Stimuli aufgrund phonematischer Merkmale ist nicht altersgerecht. Beispielsweise werden Minimalpaarwörter miteinander verwechselt. Probleme bei der Lautdiskrimination können eine mögliche Ursache für Dyslalien sein (Bsp.: [k]-[t]-Verwechslung).

Selektionsstörung

Akustische relevante Informationen können von Neben- bzw. Hintergrundgeräuschen nicht effektiv getrennt werden. Dadurch ist es für die Betroffenen schwierig, die für sie relevanten Stimuli kontinuierlich aufzunehmen, ohne von den Umgebungsgeräuschen abgelenkt zu werden.

Analysestörung

Das Extrahieren akustischer Elemente (Laute, Silben und Wörter) aus größeren Einheiten (Silben, Wörtern und Sätzen) ist beeinträchtigt. Kinder mit Analysestörungen können z. B. Einzellaute in Wörtern nicht identifizieren oder die Position von Lauten in Wörtern (An-, In-, Auslaut) nicht korrekt bestimmen.

Synthesestörung

Das Synthetisieren, also das Zusammensetzen von Einzellauten oder Silben zum Wort ist gestört. Dadurch kann dem Zusammengesetzten nicht der entsprechende Sinn zugeordnet werden.

Ergänzungsstörung

Es ist dem Betroffenen nicht möglich, akustisch fragmentarische Äußerungen, z. B. Wort- oder Satzfragmente zu sinnvollen bzw. verstehbaren Äußerungen zu ergänzen.

Zusammenhänge mit anderen Störungsbildern

Es ist in der Fachliteratur umstritten, ob auditive Verarbeitungsstörungen ein Symptom einer Sprachentwicklungsstörung darstellen (z. B. Wirth, 1983), oder ob sie als weitgehend eigenständiges Störungsbild zu begreifen sind und somit als eine mögliche Ursache von Sprachentwicklungsstörungen in Frage kommen (Bird, Bishop, 1992; Günther, Günther, 1991; Ludlow, 1980; Tallal, Stark, 1980). Einig ist man sich aber darin, daß es einen engen Zusammenhang zwischen auditiven Verarbeitungsstörungen und Sprachentwicklungsstörungen gibt. Besonders aktuell ist die Betrachtung der ZAV im Hinblick auf die Entstehung und Behandlung phonologischer Störungen.

ZAVST werden nicht nur als mögliche Ursachen für Störungen der Sprachentwicklung angesehen, sondern sind in diesem Zusammenhang auch im Hinblick auf den Schriftspracherwerb zunehmend in den Vordergrund getreten. Während lange Zeit die visuell-räumliche Verarbeitung als die entscheidende Bedingung für den Schriftspracherwerb betrachtet wurde, wird in der neueren Literatur davon ausgegangen, daß die auditive Verarbeitung demgegenüber einen weitaus größeren Einfluß auf den Schriftspracherwerb hat (Dermody, Mackie, Katsch, 1983; Oerlemans, Dodd, 1993; Pinkerton, Watson, McClelland, 1989; Vellutino, 1987; Watson, Miller, 1993). Huber (1992) betont, daß sowohl die visuelle Verarbeitung als auch die auditive Verarbeitung bei der Aneignung des Lesens und Schreibens eine große Rolle spielen. In diesem Zusammenhang werden von ihm u. a. die Bereiche Analyse, Synthese, Merkspanne und Aufmerksamkeit genannt. „Selbst wenn jede der einzelnen Fähigkeiten hinreichend entwickelt ist, kann die gleichzeitige Beanspruchung zu eingeschränkter Verarbeitungskapazität führen und als Folge davon zu Schwierigkeiten, einzelheitliches Lesen und Schreiben rasch zu erlernen" (Huber, 1992, S. 10).

Entscheidend für die kindliche Sprachentwicklung und die spätere Aneignung der Schriftsprache ist die Entwicklung der metasprachlichen Fähigkeit des phonematischen Bewußtseins, d. h. der Fähigkeit zur Phonemanalyse und Phonemsynthese, welche u. a. auf den auditiven Teilfunktionen Analyse und Synthese basiert (Bee-Göttsche, 1992; Frith, 1983; Klicpera, Gasteiger-Klicpera, Schabmann, 1994; Magnusson, Nauclér, 1990; Nicolay, 1994).

Zur Förderung der phonologischen Bewusstheit im Vorschulalter und gezielten Vorbereitung auf den Schriftspracherwerb wurde von Küspert und Schneider (1999) ein Trainingsprogramm für den Einsatz in Kindergärten entwickelt. In Längsschnittstudien konnte die Effektivität des Trainingsprogramms nachgewiesen und gezeigt werden, dass sich das Risiko der Entwicklung von Lese-Rechtschreibschwierigkeiten durch ein spezifisches Training erheblich reduzieren lässt (Schneider, Roth, Küspert, Ennemoser, 1998).

Verschiedene Autoren (z. B. Wurm-Dinse, 1992) weisen darauf hin, daß zentralauditiv verarbeitungsgestörte Kinder ihre Probleme über den Kanal der visuellen Verarbeitung zu kompensieren versuchen. Deuster und Kley (1981) hingegen konnten in einer Studie feststellen, daß sich die visuelle Verarbeitung bei den untersuchten Kindern um so beeinträchtigter zeigte, je stärker die auditive Verarbeitung gestört war.

Diagnostik

Nach der Vorstellung eines Diagnoserasters zur Erfassung von ZAVST wird ein Überblick über die bestehenden Möglichkeiten zur audiologischen und psychometrischen Diagnostik der Teilfunktionen der ZAV gegeben sowie ein Screening zur ersten orientierenden Untersuchung vorgestellt.

In Anlehnung an das von Günther und Günther (1992) erstellte Diagnoseraster zur Erfassung von Hörauffälligkeiten bei Sprachauffälligkeiten bzw. Lese-Rechtschreibschwierigkeiten, zeigt die Abbildung **11** ein modifiziertes Schema zur Erfassung auditiver Verarbeitungsstörungen.

Um das dargestellte Modell zu verwirklichen, ist die enge Zusammenarbeit im interdisziplinären Team notwendig. Die individuellen auditiven Verarbeitungsprobleme können auf diese Weise umfassend ermittelt werden, so daß sich eine am spezifischen Störungsbild orientierte Therapie anschließen kann.

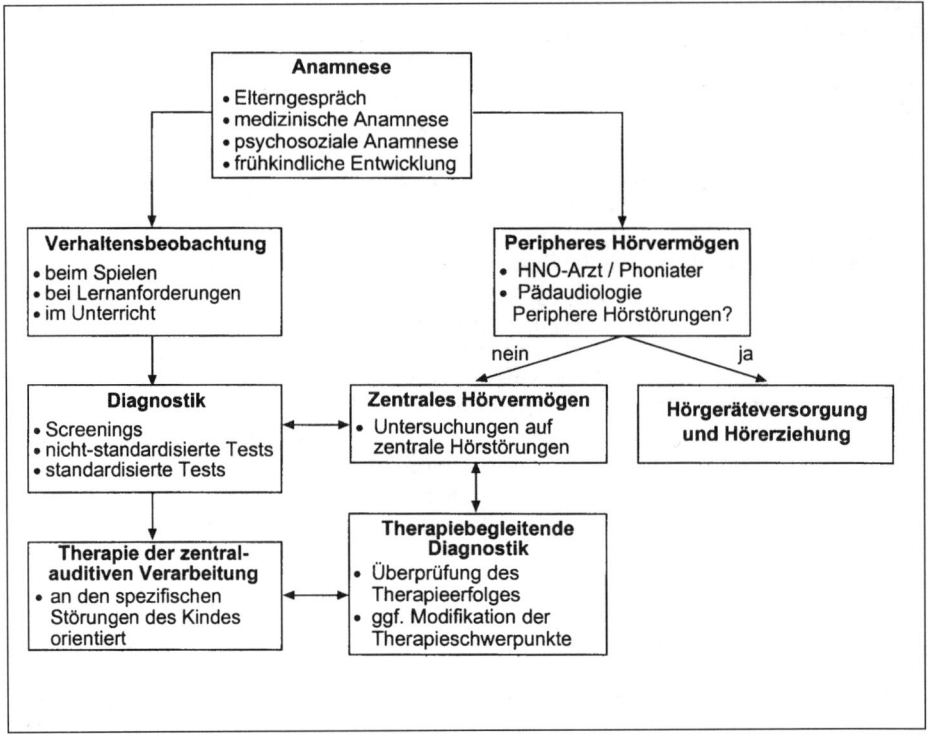

Abb. 11 Diagnoseraster zur Erfassung zentral-auditiver Verarbeitungsstörungen (ZAVST) (in Anlehnung an Günther, Günther, 1992, S. 11)

Audiologische Testverfahren

Vor Überprüfung der ZAV anhand psychometrischer Testverfahren sind gezielte audiologische Untersuchungen notwendig, da diesen Störungen immer eine zentrale Hörstörung bei normaler Hörschwelle zugrunde liegt (Nickisch, 1988; Uttenweiler, 1996; Kiese, Henze, 1990).

Im folgenden werden die wichtigsten audiologischen Testverfahren, die derzeit im deutschen Sprachraum zur Untersuchung zentraler Hörstörungen im Kindesalter eingesetzt werden, kurz skizziert. Ein guter Überblick über die genannten Verfahren zur Diagnostik zentraler Hörstörungen, auditiver Wahrnehmungs- und Verarbeitungsstörungen sowie weitere Untersuchungsmöglichkeiten findet sich bei Nickisch (1988) und Uttenweiler (1996).

Vor Einsatz der Verfahren zur Überprüfung der zentralen Hörfähigkeit muß das periphere Hören über Ton- und Sprachaudiometrie, otoakustische Emissionen und Messung der Hirnstammpotentiale (BERA = Brainstem evoked response audiometry) abgeklärt sein.

Beim Einsatz und der Interpretation audiologischer Testverfahren ist zu beachten, daß ein Verfahren allein nicht zur Diagnosestellung ausreicht. Aufgrund des inhomogenen Patientenkollektivs kann die Diagnose einer zentralen Hörstörung erst als gesichert gelten, wenn mehrere der im folgenden genannten audiologischen Testverfahren übereinstimmend auf eine solche Störung hinweisen (Schorn, 1999; Ptok et al., 2000).

Stapediusreflexschwellenmessung

Kontrahiert der Musculus stapedius (Steigbügelmuskel), so kommt es normalerweise zu einer Impedanzänderung des Trommelfells. Dieser Effekt wird mittels der Stapediusreflexschwellenmessung überprüft. Dabei werden Pegeldifferenzen zwischen Ton- und Rauschreflexschwellen ermittelt. Der Stapediusreflex wird immer bei der etwa gleichen empfundenen Lautheit ausgelöst und dient als Schutz des Mittelohres vor mechanischer Beschädigung durch hohe Schallpegel. Die aktive Mitarbeit des Patienten ist bei diesem objektiven Verfahren nicht erforderlich. Sie kann schon ab dem 3. Lebensmonat durchgeführt werden.

Im Gegensatz zu Normalhörenden, bei denen der Abstand zwischen Ton- und Rauschreflexschwellen im Frequenzbereich zwischen 500 und 6000 Hz etwa 10 dB beträgt, sind nach Esser und Mitarb. (1987) die Abstände bei Patienten mit zentraler Hörstörung häufig vergrößert. Die Patienten empfinden Geräusche bei gleicher Lautstärke lauter als Sinustöne, so daß der Stapediusreflex bei Geräuschen bei einer im Vergleich zu Sinustönen niedrigeren Lautstärke ausgelöst wird, wodurch es zu einem größeren Abstand zwischen den Ton- und Rauschreflexschwellen kommt. Neueren Untersuchungen zufolge ist die Vorhersagbarkeit von ZAVST durch die Stapediusreflexschwellenmessung eher als schlecht zu bezeichnen (Schorn, 1999).

Ableitung akustisch evozierter Hirnrindenpotentiale (CERA)

Neben der Stapediusreflexaudiometrie wird als weiteres objektives Verfahren die Ableitung akustisch evozierter Hirnrindenpotentiale (CERA = Cortical evoked response audiometry) eingesetzt, um die zeitliche Verarbeitungskapazität des Gehörs zu überprüfen. Dazu werden die Patienten im Wachzustand mit Tonimpulsen verschiedener Frequenzen beschallt, während ein EEG abgeleitet wird. Anhand der Ergebnisse wird beurteilt, ob Abweichungen vom normalen Kurvenverlauf vorliegen.

Untersuchungen von Jirsa und Clontz (1990) zur Bedeutung der späten Potentiale bei der Diagnostik von auditiven Verarbeitungsstörungen zeigten, daß v. a die P3-Amplitude signifikant zwischen normalhörenden und auditiv verarbeitungsgestörten Kindern unterscheidet. Sie wurde von Jirsa (1992) auch eingesetzt, um signifikante Therapieeffekte bei der Behandlung auditiv verarbeitungsgestörter Kinder zu messen. Da die Durchführung dieses Verfahrens stark von der Kooperation der Kinder abhängt, ist dessen Aussagekraft eingeschränkt.

Richtungshörmessung

Über eine Richtungshöranlage kann die Lokalisationsfähigkeit im Freifeld überprüft werden. Dabei werden die Kinder aufgefordert, zum aktiven Lautsprecher zu sehen oder auf ihn zu zeigen. Da bei dieser Untersuchung nur 5 Richtungen (vorne rechts/links, hinten rechts/links und vorne in der Mitte) überprüft werden, dient das Verfahren nur zur groben Einschätzung des Richtungshörens.

Sprachaudiometrie mit Störgeräusch

Zur Überprüfung der Selektionsfähigkeit eignet sich die Durchführung des Mainzer Kindersprachtests bei gleichzeitiger Beschallung mit einem Cocktailparty-Störgeräusch. Die Testung erfolgt binaural. Das Störgeräusch ist konstant mit einer Lautstärke von 60 dB hörbar, während die Sprachlautstärke in drei Stufen von 65 dB über 62,5 dB bis hin zu 60 dB reduziert wird. Bei gleicher Lautstärke von Störgeräusch und Sprache ist bei 5- bis 6jährigen Kindern normalerweise eine Mindestleistung von 30% zu erwarten (Nickisch, 1988). Der Test liefert relativ gute Ergebnisse bei der Erkennung von ZAVST.

Dichotische Diskriminationstests

Bei dichotischen Diskriminationstests werden beiden Ohren gleichzeitig unterschiedliche Schallreize (Wörter) dargeboten, die vom Patienten wiederholt werden müssen. Normalhörende sind dabei in der Lage, beide Reize gleichermaßen zu verstehen. Feldmann (1965, 1967) entwickelte einen dichotischen Diskriminationstest für Erwachsene, bei dem den Patienten dichotisch dreisilbige Substantive angeboten werden, die diese wiederholen sollen. Normalhörende können, nach einer Vorübung mit monotisch gegebenen Testwörtern, mindestens 80% der dichotisch dargebotenen Wortpaare (insgesamt 10) wiederholen. Dieser Test kann eventuell bereits ab dem 6. Lebensjahr (normalerweise ab dem 8. Lebensjahr) eingesetzt werden. Das dichotische Testverfahren nach Uttenweiler (1980, 1981) kann bereits bei 5jährigen

Kindern eingesetzt werden. Auf diese Weise ist schon im Vorschulalter die Untersuchung der getrennten Funktionsfähigkeit beider Hörbahnen bei gleichzeitiger Beschallung möglich. Zentral hörgestörte Kinder sind nicht oder nur mit deutlichen Einschränkungen in der Lage, die dichotisch dargebotenen Wortpaare zu verstehen.

Die dichotischen Diskriminationstests haben sich als besonders sensitiv für die Erfassung zentraler Hörstörungen erwiesen (Schorn, 1999).

Zeitkomprimierter Sprachtest

Der Hörtest mit zeitkomprimierter Sprache von Nickisch und Biesalski (1984) erlaubt die Überprüfung des Sprachverständnisses bei erhöhter Sprechgeschwindigkeit (stufenweise bis maximal um den Faktor 2,2 gesteigert) bei einer Lautstärke von 60 dB. Der Test kann bereits bei 5jährigen durchgeführt werden. Die Kinder werden im Test über zeitkomprimierte sprachliche Äußerungen zu einzelnen Spielhandlungen mit vorgegebenem Material aufgefordert, deren Ausführung jeweils bewertet wird.

Psychometrische Testverfahren

Zur Erfassung der teilfunktionsspezifischen Auffälligkeiten und der daraus resultierenden spezifischen Therapieplanung werden den einzelnen Teilfunktionen der ZAV psychometrische Testverfahren zugeordnet, mit deren Hilfe diese überprüft werden können. Es gibt jedoch nur für wenige Teilfunktionen standardisierte Testverfahren, wodurch die Diagnostik von ZAVST aus logopädischer Sicht erschwert ist.

Teilfunktionsspezifische Testverfahren

Aufmerksamkeit

Anamnese und Verhaltensbeobachtung können erste Anhaltspunkte zur Beurteilung der Aufmerksamkeitsfähigkeit liefern. Dabei ist insbesondere zwischen der selektiven Aufmerksamkeit und der Vigilanz zu unterscheiden. Sowohl das Zuwenden der Aufmerksamkeit auf einen spezifischen Reiz (selektive Aufmerksamkeit) als auch das Aufrechterhalten der Aufmerksamkeit (Vigilanz) ist für die Durchführung auditiver Verarbeitungsaufgaben erforderlich. Ein nicht-standardisiertes Verfahren zur genaueren Erfassung dieser Leistung stellt die Aufmerksamkeitsprobe nach Petermann (1979) dar. Bei diesem Verfahren müssen die Kinder aus 130 vorgesprochenen Sprachlauten alle [t]-Laute heraushören. Problematisch ist jedoch, daß auf diese Weise auch die Diskriminationsfähigkeit mitüberprüft wird, auch wenn sich die Laute sehr stark voneinander unterscheiden. Insofern gibt es bislang kein anerkanntes Verfahren zur standardisierten Überprüfung der einzelnen Teilbereiche der Aufmerksamkeit.

Speicherung und Sequenz

Die Bereiche Speicherung und Sequenz werden hier zusammengefaßt, da sich die Aufgaben nur in ihrer Bewertung unterscheiden. Aus diesem Grund können die genannten diagnostischen Verfahren zur Überprüfung beider Teilfunktionen eingesetzt werden.

Zur Diagnostik liegen hier folgende standardisierte Verfahren vor, die dem „Psycholinguistischen Entwicklungstest (PET)" von Angermaier (1974), dem „Heidelberger Sprachentwicklungstest (HSET)" von Grimm und Schöler (1978) sowie dem „Züricher Lesetest" von Lindner und Grissemann (1974) entnommen wurden:

- Untertest „Zahlenfolgengedächtnis (ZFG)" aus dem PET: Bei diesem Test müssen die Kinder altersentsprechend lange Zahlenfolgen nachsprechen.
- „Mottier-Test" aus dem Züricher Lesetest: Während beim Zahlenfolgengedächtnis die Artikulation eine untergeordnete Rolle spielt, beeinflussen beim Mottier-Test, in dem altersentsprechend lange Silbenfolgen nachgesprochen werden müssen, Artikulationsstörungen die Bewertung.
- Untertest „Imitieren grammatischer Strukturen (IS)" aus dem HSET: Es müssen ganze Sätze nachgesprochen werden, wobei primär die Grammatik und nicht das Satzgedächtnis im Vordergrund steht. Daher ist der Test für die Beurteilung von Speicherung und Sequenz nur bedingt geeignet.
- Untertest „Textgedächtnis (TG)" aus dem HSET: Eine vorgelesene Geschichte muß möglichst worttreu wiedergegeben werden. Obwohl es eine Bildunterstützung als Hilfe gibt, hat sich dieser Test als sehr schwer erwiesen. Auch hier beeinflussen morphologisch-syntaktische Störungen das Testergebnis.

Eine zusätzliche Überprüfung mit Wortfolgen oder das Imitieren vorgegebener Rhythmen erscheint sinnvoll. Dabei sollte selbsterstelltes Testmaterial an den individuellen Fähigkeiten der Kinder orientiert sein und entsprechend große Itemzahlen beinhalten, um aussagekräftig zu sein.

Lokalisation

Zur Überprüfung der Lokalisationsfähigkeit gibt es kein spezielles Prüfmittel. In der Literatur wird darauf verwiesen, Kinder mit geschlossenen Augen zeigen zu lassen, aus welcher Richtung auditive Stimuli kommen. Wurst (1986) nennt außerdem die Möglichkeiten, versteckte geräuscherzeugende Gegenstände von den Kindern suchen oder sie mit geschlossenen Augen einer Person durch den Raum folgen zu lassen, die Geräusche oder Töne erzeugt. Dabei ist zu beachten, daß das Schließen der Augen eine für die Kinder angstauslösende Situation erzeugen kann, wenn ihnen das dazu notwendige Vertrauen in den Prüfer noch fehlt.

Insgesamt sollte man sich an den aus der audiologischen Untersuchung gewonnenen Erkenntnissen zur Lokalisationsfähigkeit des Kindes orientieren.

Diskrimination

Da die Diskriminationsfähigkeit häufig im Mittelpunkt der Betrachtung auditiver Verarbeitungsstörungen steht, sind hier diverse Testverfahren bekannt.

Unter diesen ist beispielsweise der „Bremer Lautdiskriminationstest (BLDT)" von Niemeyer (1976) zu nennen, für den allerdings nur Normen für Kinder der zweiten Grundschulklasse vorliegen. Bei diesem Test müssen vorgesprochene Wortpaare (Minimalpaare) nach gleich oder ungleich unterschieden werden. Die Itemauswahl ist allerdings nicht gut genug auf die im logopädischen Alltag häufig anzutreffenden typischen Probleme auditiv auffälliger Kinder mit Sprachstörungen abgestimmt. Es bietet sich also an, eine eigene Liste von Minimalpaaren in Anlehnung an den genannten Test zu erarbeiten, um alle relevanten Phonemkontraste in ausreichender Anzahl zu überprüfen.

Schäfer (1986) erstellte eine „Bildwortserie zur Lautagnosieprüfung", die ebenfalls ein weitverbreitetes Diagnostikverfahren darstellt.

Desweiteren ist die Differenzierungsprobe nach Breuer und Weuffen (1994) zu nennen, die in die fünf Bereiche optisch-graphomotorische, akustisch-phonematische, kinästhetisch-artikulatorische, melodische und rhythmische Differenzierung untergliedert ist. Auf diese Weise werden viele verschiedene Aspekte der Differenzierung überprüft sowie der Bereich der visuellen Verarbeitung ansatzweise miteinbezogen. Da aber die Itemzahlen sehr gering sind, kann die Differenzierungsprobe nur als grob orientierendes Verfahren betrachtet werden.

Selektion

Auch bei der Beurteilung der Selektionsfähigkeit ist man vor allem auf die Ergebnisse der audiologischen Verfahren angewiesen. Andere Tests, wie z. B. der „Test of Auditory Discrimination" von Goldman, Fristoe und Woodcock (1970) oder der Untertest „Sprach-Geräusch-Diskrimination" aus dem „Test auditiver Wahrnehmung (TAW)" von Fritze (1979) sind kritisch zu betrachten, da nicht nur die Selektionsleistung, sondern auch die Fähigkeit zur Diskrimination in das Testergebnis miteinfließt. Bei dem Test von Fritze führt außerdem eine hohe Ratewahrscheinlichkeit bei geringer Itemzahl zu schlecht interpretierbaren Ergebnissen.

Günther und Günther (1992) weisen darauf hin, entsprechende Prüfmittel selbst zu erstellen. Die Kinder können beispielsweise die Aufgabe bekommen, bestimmte Wörter zu wiederholen, die mit einem Umweltgeräusch im Hintergrund präsentiert werden.

Analyse

Zur Überprüfung der analytischen Leistungen der Identifikation und Positionsbestimmung liegen bisher keine gesonderten Verfahren vor. Ein einfaches Verfahren zur Überprüfung der Analysefähigkeit ist die Überprüfung der Lautidentifikation und Positionsbestimmung von Lauten in Wörtern. Die Kinder werden aufgefordert, einen Laut im Wort zu identifizieren (Bsp.: „Ist ein [f] in dem Wort 'Foto'?") bzw. dessen Position im Wort zu bestimmen (Bsp.: „Ist das [f] in dem Wort 'Foto' am Anfang oder Ende?").

Dabei spielt die Position des Lautes im Wort eine für das Erkennen entscheidende Rolle, da An- und Auslautpositionen eher als Laute in Inlautposition identifiziert werden (Blässer, 1994).

Synthese

Im Bereich der Synthese kann der Untertest „Laute verbinden (LV)" des Psycholinguistischen Entwicklungstests (PET) als diagnostisches Mittel durchgeführt werden. Dabei müssen aus einzeln vorgesprochenen Lauten Wörter zusammengesetzt werden (Bsp.: [m]-[ɪ]-[l]-[ç] = Milch).

Ergänzung

Der Untertest „Wörter ergänzen (WE)" aus dem PET dient zur Beurteilung der auditiven Ergänzung. Wortfragmente müssen hier zu ganzen Wörtern ergänzt werden (Bsp.: Scho/olade = Schokolade).

Zusammenfassung der psychometrischen Testverfahren

In den zu den einzelnen Teilfunktionen genannten Tests (Tab. 1) steht die Erfassung der sprachlichen Ebene der ZAV deutlich im Vordergrund. Eine weitgehende Beschränkung auf diesen Bereich ist dann sinnvoll, wenn ein Screeningverfahren zur ersten Einschätzung der auditiven Verarbeitungsfähigkeiten eines Kindes durchgeführt werden soll.

Eine umfassendere, also auch die außersprachliche Ebene einschließende Diagnostik ist notwendig, wenn die bereits durch ein Screeningverfahren als auffällig beurteilte auditive Verarbeitung genauer untersucht wird. Auf diese Weise kann der Therapeut beurteilen, auf welcher Ebene die Therapieinterventionen einsetzen müssen.

In Übereinstimmung mit von Deuster (1984) ist festzustellen, daß immer noch zu wenige Tests für den Bereich der auditiven Verarbeitung existieren und die meisten Testverfahren nur Teilaspekte einzelner Teilfunktionen erfassen. Die meisten der vorliegenden Tests sind nicht standardisiert. Die standardisierten Tests wurden in der Regel bereits bestehenden Testverfahren zur Beurteilung der sprachlichen und kognitiven Entwicklung entnommen und dienten somit primär nicht der Erfassung von ZAVST.

Abschließend soll noch einmal darauf hingewiesen werden, daß neben der Untersuchung der ZAV mit den genannten psychometrischen Testverfahren eine umfassende Abklärung des peripheren und zentralen Hörvermögens obligatorisch ist.

Tab. 1   Teilfunktionsspezifische psychometrische Testverfahren

Teilfunktion	Psychometrische Testverfahren
Aufmerksamkeit	• kein spezielles psychometrisches Verfahren • orientierende Beobachtung und Überprüfung der selektiven Aufmerksamkeit und Vigilanz
Speicherung u. Sequenz	• Mottier-Test • „Imitieren grammatischer Strukturen" aus dem HSET* • „Textgedächtnis" aus dem HSET* • „Zahlenfolgengedächtnis" aus dem PET**
Lokalisation	• kein spezielles psychometrisches Verfahren • ggf. geräuscherzeugende Gegenstände im Raum suchen lassen
Diskrimination	• Schäfer-Schilling-Test (Lautagnosieprüfung) • Bremer-Lautdiskriminationstest • Differenzierungsprobe nach Breuer und Weuffen
Selektion	• kein spezielles psychometrisches Verfahren • ggf. Wörter bei Störgeräusch nachsprechen lassen
Analyse	• kein spezielles psychometrisches Verfahren • Lautidentifikation und Positionsbestimmung
Synthese	• „Laute verbinden" aus dem PET**
Ergänzung	• „Wörter ergänzen" aus dem PET**

*   HSET = Heidelberger Sprachentwicklungstest
** PET   = Psycholinguistischer Entwicklungstest

Screening zur orientierenden Untersuchung

Das vorliegende Screening wurde zur grob orientierenden Untersuchung der zentral-auditiven Fähigkeiten von Kindern ab 5 Jahren entworfen. Dabei werden alle Teilfunktionen anhand von jeweils 10 Items überprüft. Es handelt sich lediglich um eine orientierende Untersuchung in Form einer Aufgabensammlung zu den verschiedenen Teilfunktionen, da noch keine statistisch gesicherten Werte darüber vorliegen, wie die Aufgaben von Kindern unterschiedlicher Altersgruppen gelöst werden können. In der logopädischen Praxis ist es vielfach notwendig, anhand weniger Aufgaben einen ersten Überblick über die Fähigkeiten eines Kindes zu erhalten und aus den erhaltenen Hinweisen die weiteren Diagnostikschritte zu planen. Die Aussagekraft des Screenings ist gegenüber einem ausführlichen, möglicherweise standardisierten Testverfahren deutlich eingeschränkt. Es bietet aber eine Aufgabensammlung zur ersten Beobachtung zentral-auditiver Fähigkeiten. Das Screening wird nachfolgend näher beschrieben. Die dazugehörenden Untersuchungsbögen finden sich im Anhang.

Material

Zur Durchführung des Screenings wird folgendes Material benötigt:

- 5 Bilder: Kuh (mu), Vogel (piep), Hund (wau), Junge (Jan), Mädchen (Kim)
- Kassettenrecorder
- falls möglich: Anlage mit 4 Lautsprechern (vorne, hinten, rechts, links), die einzeln angesteuert werden können sowie Kassette (Vogel: 'piep') für den Untertest Lokalisation
- Kassette mit Umgebungsgeräuschen (z. B. Spielplatzlärm) und unregelmäßig dazugesprochenem Zielitem ('Jan') für den Untertest Selektion
- Lokomotive als Bild oder Objekt für den Untertest Analyse
- Untersuchungsbogen, Stift

Aufbau des Screenings

Es werden die Teilfunktionen Aufmerksamkeit, Speicherung & Sequenz, Lokalisation, Diskrimination, Selektion, Analyse, Synthese und Ergänzung untersucht. Bei jeder Teilfunktion wird mit Übungsitems begonnen, um die Aufgabenstellung zu verdeutlichen. Die Durchführung der Aufgaben auf den niedrigeren Ebenen wird mit Bildmaterial unterstützt. Dabei werden 5 Bilder verwendet, denen Einsilber zugeordnet werden:

- Kuh: 'mu'
- Vogel: 'piep'
- Hund: 'wau'
- Junge: 'Jan'
- Mädchen: 'Kim'

Die Bilder werden unter Nennung der entsprechenden Einsilber vor Durchführung des Screenings vorgestellt. Bei allen Überprüfungen ist sicherzustellen, daß das Kind das Mundbild des Untersuchers nicht sieht. Die genauen Instruktionen zu jedem Untertest sind ebenfalls im Anhang zu finden.

Aufmerksamkeit

Dem Kind wird das Bild der Kuh vorgelegt. Dann werden, in einem zeitlichen Abstand von ca. 1 Sekunde pro Item, alle Items (insgesamt 30) bei gleichbleibender Prosodie vorgelesen. Das Kind soll, wenn es die Silbe 'mu' hört, auf das Kuhbild zeigen. Das Zielitem ist 10x vorhanden. Die Ablenkersilben bestehen aus Plosiv-Vokalen-Verbindungen, in denen jedoch der Vokal /u/ nie enthalten ist, um die Ablenkersilben so stark von der Zielsilbe abzugrenzen, daß keine zu große Diskriminationsleistung gefordert wird.

Speicherung und Sequenz

Die 5 Bilder (Kuh, Vogel, Hund, Junge, Mädchen) werden in zufälliger Reihenfolge vorgelegt. Anschließend werden 2 bis maximal 5 Silben vorgesprochen. Die Silbensequenzen werden vorgelesen und das Kind soll in der erinnerten Reihenfolge auf die genannten Bilder zeigen. Werden die richtigen Bilder in falscher Abfolge gezeigt, wird die Speicherung als korrekt (+), die Sequenz als falsch (–) eingetragen. Gelingt das Zeigen der richtigen Auswahl von Items in der richtigen Reihenfolge, wird auch die Sequenz als korrekt bewertet.

Lokalisation

Zur Durchführung dieses Tests ist es notwendig, die Items über 4 Lautsprecher, aus denen das Vogelgeräusch 'piep' kommen soll (vorne, hinten, rechts, links), anzubieten. Als Bildunterstützung dient das Vogelbild. Das Kind soll in die entsprechende Richtung zeigen, aus der der Vogel ('piep') jeweils zu hören ist. Die Aufgabe kann notfalls auch so variiert werden, daß die 4 Richtungen über Fingerschnipsen rechts, links vor und hinter dem Kopf des Kindes, das mit geschlossenen Augen in der Mitte des Raumes sitzt, überprüft werden. Die Vorlage des Bildes entfällt in diesem Fall.

Diskrimination

Da hier Minimalpaarsilben überprüft werden sollen, wurde in diesem Untertest auf eine Bildunterstützung verzichtet. Die paarweise mit gleichbleibender Prosodie vorgesprochenen Silben sollen vom Kind als gleich (g) oder verschieden (v) beurteilt werden.

Selektion

Zur Überprüfung der Selektion ist es notwendig, zuvor Störgeräusche (z. B. Schulhof- oder Spielplatzlärm) aufzunehmen. Während des Abspielens der Geräusche (z. B. über einen Kassettenrecorder) wird in unregelmäßigen Abständen der Name 'Jan' gesprochen, woraufhin das Kind jeweils auf das Bild mit dem Jungen zeigen soll.

Analyse

Die Überprüfung der analytischen Fähigkeiten ist in die Bereiche Lautidentifikation und Positionsbestimmung unterteilt. Da sich die Überprüfung auf die Lautanalyse beziehen soll, wird hier mit Wörtern gearbeitet, bei denen hinsichtlich der Lautidentifikation bestimmt werden soll, ob ein zuvor genannter Laut im Wort enthalten ist oder nicht. Bei der Positionsbestimmung soll das Kind entscheiden, ob der genannte Laut im An- oder Auslaut des Wortes vorkommt. Zur Unterstützung kann hier eine Lokomotive (Bild oder Objekt) verwendet werden, um die Aufgabenstellung zu verdeutlichen und auf deren Anfang bzw. Ende das Kind jeweils zeigen kann. In beiden Untertests werden die Leistungen anhand des Frikativs [ʃ] überprüft, der expressiv in vielen Fällen von Kindern mit Dyslalien fehlgebildet oder ersetzt wird. Dabei ist die Auswahl des Testlautes nur beispielhaft zu sehen und kann, je nach Kind und individuellem Störungsbild auch variiert werden. Als Testitems wurden Einsilber gewählt, um zusätzliche Hinweise über die Silbenanzahl auszuschließen. Daher ist der Ziellaut bei der Lautidentifikation zunächst nur im An- oder Auslaut, nicht aber in der Inlautposition vorhanden. Um die Lautidentifikationsaufgabe zu erschweren, wurden Ablenkeritems gewählt, die ebenfalls Frikative enthalten.

Synthese

Dieser Untertest ist am Psycholinguistischen Entwicklungstest (PET) von Angermaier (1974) orientiert. Es wurden jedoch andere Items gewählt, um eine spätere Durchführung des entsprechenden Untertests aus dem PET nicht zu beeinflussen. Die lautierend vorgelesenen Phoneme sollen vom Kind als zusammengesetztes Wort wiederholt werden (Bsp.: [t]-[ɪ]-[ʃ] = Tisch). Eine Bildunterstützung, wie es sie für jüngere Kinder im PET gibt, ist hier nicht vorgesehen, ggf. aber möglich, da die Items gut abbildbare Objekte bezeichnen.

Ergänzung

Auch hier wurden parallel zum entsprechenden PET-Untertest neue Items zusammengestellt, die vom Kind jeweils zu einem vollständigen Wort ergänzt werden müssen (Bsp.: Fla/e = Flasche).

Auswertung

Die Leistungen des Kindes werden jeweils mit richtig (+) oder falsch (–) bewertet. In der Auswertung wird der Prozentsatz der korrekt gelösten Aufgabenitems eingetragen.
Legt man dem Screening ein auf dem Binomialmodell basierendes 30%-Kriterium zugrunde, sind alle Kinder mit Leistungen von ≤ 30% (= maximal 3 von insgesamt 10 Items pro Teilfunktion) deutlich auffällig und somit dringend weiter zu untersuchen, wobei möglichst standardisierte Testverfahren einzusetzen sind. Von einem wirklich sicheren Beherrschen der Leistung kann bei der geringen Itemzahl von 10 Items erst ab einer Leistung von 90% (9 von 10 Items), besser noch 95% gesprochen werden. Bei den dazwischenliegenden Leistungen, insbesondere zwischen 30% und 70%, kann keine eindeutige Aussage über die tatsächliche Leistung des Kindes getroffen werden. Hier sollten sich dennoch weitere Tests anschließen, um Auffälligkeiten in der getesteten Teilfunktion sicher auszuschließen.
 Es ist insgesamt zu berücksichtigen, daß aufgrund der unterschiedlichen Altersstufen der mit dem Screening überprüfbaren Kinder, auch unterschiedliche altersabhängige Leistungen der Kinder zu erwarten sind. Eine Leistung, die bei einem 6jährigen Kind als auffällig eingestuft werden muß, kann also bei einem jüngeren Kind noch im Normbereich sein. Die Bewältigung der Aufgaben zu den

höheren Teilfunktionen, wie z. B. der Analyse, Synthese und Ergänzung, ist erst ab einem Alter von 6 Jahren zu erwarten.

Das Screening kann nicht nur als erste orientierende Überprüfung zentral-auditiver Verarbeitungsfähigkeiten gesehen werden, sondern ist auch als Verlaufs-kontrolle einsetzbar. Die getesteten Items sollten keinesfalls in die Behandlung integriert werden, um Übungseffekte zu vermeiden.

Therapie

In der Literatur findet sich eine große Anzahl von Förderprogrammen, die die ZAV einbeziehen (Breitenbach, 1989). Kennzeichnend ist, daß viele dieser Programme nur einzelne Teilfunktionen oder eine Mischung von Teilfunktionen beinhalten und entweder die außersprachliche Ebene oder die sprachliche Ebene besonders hervorheben (z. B. Bellis, 1996; Signer, 1979; Sloan, 1986) oder sich insbesondere mit der Förderung schriftsprachlicher Fähigkeit im Zusammenhang mit Diskriminations-, Analyse- und Synthesefähigkeiten befassen (Cramer, 1990).

In verschiedenen Artikeln (Günther, Günther, 1992; Troßbach-Neuner, 1991; Wurst, 1986; Walther, 1977) wird die Bedeutung der ZAV hervorgehoben und der Mangel an systematischen Therapieprogrammen kritisiert. Es finden sich aber im wesentlichen nur unzureichende Hinweise auf eine Systematisierung der vorliegenden Ansätze bzw. die Erstellung eines strukturierten Übungsprogrammes.

Im folgenden wird daher zunächst eine neue Systematisierung der bisherigen Therapieansätze vorgestellt und im Anschluß daran ein teilfunktionsorientiertes Therapiekonzept für die Einzeltherapie beschrieben.

Therapieansätze

Die Behandlungsansätze zur Verbesserung von ZAVST lassen sich in die folgende vier Bereiche einteilen (Tab. **2**):

• teilfunktionsorientierte Ansätze
• psychomotorische Ansätze
• technische Ansätze
• kompensatorische Ansätze

Die teilfunktionsorientierten Methoden setzen direkt an der Behandlung der gestörten Teilfunktionen an. Dabei können Verfahren für die Einzel- und/oder Gruppentherapie sowie computerunterstützte Verfahren unterschieden werden. Die psychomotorischen Ansätze arbeiten an der ZAV über die Verbindung von rhythmisch-melodischen Elementen und Motorik. Bei den technischen Verfahren wird über den Einsatz technischer Geräte versucht, einen Einfluß auf die ZAV zu nehmen. Im Rahmen kompensatorischer Ansätze sollen die Störungen über andere Sinneskanäle, insbesondere über den visuellen Kanal, ausgeglichen werden.

Tab. 2   Behandlungsansätze in der Therapie zentral-auditiver Verarbeitungsstörungen

Therapieansätze	Therapieformen	Beispiele
teilfunktionsorientiert	Einzeltherapie	Lauer, 1995
		Meixner, 1985
		Signer, 1979
		Sloan, 1986
	Gruppentherapie	Burger-Gartner, Heber, 1999
		Küspert, Schneider, 1999
	Computerunterstützte	AudioLog – Flexoft Education, 1996
	Therapie	Detektiv Langohr – Trialogo, 1997
		Multimedia-Spiele aus dem
		Würzburger Trainingsprogramm -
		Küspert, Roth, Schneider, 2000
psychomotorisch	Gruppentherapie	Horsch, Ding, 1978
		Krimm-von Fischer, 1979
		Küntzel-Hansen, 1978
		Olbrich, 1989
technisch	Einzeltherapie	Tomatis, 1990
		Warnke, 1995 (z. B. Brain-Boy)
kompensatorisch	Einzeltherapie	IBM, 1997 (z. B. SprechSpiegel)
		Wurm-Dinse, Esser, 1990 (z. B. Sprach-Farbbildtransformation)

Teilfunktionsorientierte Therapieansätze

In der teilfunktionsorientierten Behandlung wird direkt, d. h. störungs- bzw. symptomorientiert an den jeweils auffälligen auditiven Teilfunktionen gearbeitet. Der gezielten Behandlung geht eine umfassende audiologische und psychometrische Diagnostik voraus, um das Ausmaß und die Gewichtung der Störungen herauszufinden. Die Behandlung wird individuelle auf die beim jeweiligen Kind gestörten Teilfunktionen ausgerichtet. Sie kann in Form von Einzel- und/oder Gruppentherapie stattfinden und durch computerunterstützte Verfahren ergänzt werden.

Einzeltherapie

Die Einzeltherapie bietet die Möglichkeit, gezielt an der individuellen Problematik des jeweiligen Kindes zu arbeiten. Beispiele für Verfahren in der Einzeltherapie sind die Therapieprogramme von Meixner (1985), Signer (1979) und für den englischsprachigen Bereich Sloan (1986). Bei diesen Verfahren stehen jedoch insbesondere die Teilfunktionen Speicherung/Sequenz, Diskrimination und Analyse im Vordergrund der therapeutischen Intervention.

Demgegenüber wird in diesem Buch ein neues teilfunktionsorientiertes Konzept (Lauer, 1995) vorgestellt, das alle auditiven Teilfunktionen gleichermaßen berücksichtigt und auf dem bereits vorgestellten Modell der ZAV basiert. Die Effektivität dieses Konzeptes konnte in zwei Einzelfallstudien sprachentwicklungsverzögerter Kinder mit audiologisch nachgewiesener zentraler Hörstörung verifiziert werden.

Gruppentherapie

Die gruppentherapeutische Behandlung der ZAV bildet eine motivierende Ergänzung der Einzeltherapie. Hier erleben die Kinder, daß sie mit ihren Problemen nicht allein sind. Bei der Auswahl der Gruppenmitglieder ist zu berücksichtigen, daß die Teilfunktionsprofile der Kinder nicht zu inhomogen sein sollten. Während ein Kind in einer Teilfunktion möglicherweise mehr Hilfe als andere benötigt, kann es bei einer anderen Teilfunktion wiederum unterstützend für andere Kinder sein. Dadurch ist gewährleistet, daß jedes Kind Erfolgserlebnisse erfährt. Unterscheidet sich ein Kind in seinem Teilfunktionsprofil insgesamt jedoch deutlich von den anderen Gruppenmitgliedern, ist die Durchführung einer Einzeltherapie zunächst sinnvoller.

Für die Gruppentherapie seien hier beispielhaft die Konzepte von Burger-Gartner, Heber (1999) und Küspert, Schneider (1999) genannt. Das Konzept von Burger-Gartner und Heber ist vor allem für Schulkinder gedacht, bei denen sich neben ZAVST auch Lese-Rechtschreibprobleme zeigen. Das von den Therapeutinnen zusammengestellte Übungsmaterial umfaßt vor allem die Teilfunktionen Aufmerksamkeit, Speicherung/Sequenz, Diskrimination, Analyse und Synthese und ist sowohl in der Einzel- als auch in der Gruppentherapie einsetzbar.

Küspert und Schneider haben ein differenziertes und teilfunktionsumfassendes Behandlungsprogramm für Kinder im Vorschulalter entwickelt. Über einen Zeitraum von 20 Wochen wird zweimal täglich 5 Minuten lang in der Kindergartengruppe geübt. Dazu ist es jedoch notwendig, daß die Kindergärtnerinnen, die diese Übungen durchführen sollen, eine spezielle Einweisung erhalten, wie die Übungen durchzuführen sind und worauf dabei zu achten ist. Auf diese Weise kann die phonologische Bewußtheit (Jansen, Marx, 1999) so geschult werden, daß es signifikant seltener zur Ausbildung einer Lese-Rechtschreibproblematik kommt. Über das Bielefelder Screening zur Früherkennung von Lese-Rechtschreibschwierigkeiten (BISC) (Jansen, Mannhaupt, Marx, Skowronek, 1998) können die Kinder herausgedeutet werden, bei denen die Ausbildung einer Lese-Rechtschreibproblematik wahrscheinlich erscheint und die somit von der Förderung besonders profitieren. Die Effektivität der Gruppenbehandlung konnte bereits in drei Längsschnittstudien nachgewiesen werden (Küspert, Schneider, 1999). Ein zu diesem Training konzipiertes computerunterstütztes Übungsprogramm wird im nächsten Abschnitt vorgestellt. Eine erste Umsetzung des Programms in Kindertagesstätten ist bereits in Schleswig-Holstein geplant (Christiansen, 2000).

Computerunterstützte Therapie

Entsprechend der technischen Entwicklungen der letzten Jahre haben auch im sprachtherapeutischen Bereich therapieunterstützende Computerprogramme zunehmend an Bedeutung gewonnen. Beispiele für eine teilfunktionsorientierten computerunterstützte Behandlung sind die Programme Detektiv Langohr, AudioLog und die Multimedia-Spiele aus dem Würzburger Trainingsprogramm zur phonologischen Bewußtheit.

Detektiv Langohr

Das von der Firma Trialogo entwickelte Programm „Detektiv Langohr" (Trialogo, 1997) beinhaltet ausschließlich Übungen mit Geräuschen. Es besteht aus einem Audio- und einem Multimediateil. Die bildunterstützten Audioübungen können über den PC oder einen CD-Player abgespielt werden. Der auch für jüngere Kinder besonders ansprechende Multimediateil enthält die Übungsbereiche „Was hörst Du?", „Langohrs Fälle", „Minimalpaare", „Geräusche-Memo" und „Wann war was?".

Die meisten dieser Übungen erfordern Aufmerksamkeits- und Speicherungsleistungen, teilweise auch Diskriminations- und Sequenzierungsleistungen. Während im Audioteil auch die Lokalisation und Selektion berücksichtigt werden, sind diese Bereiche im Multimediateil nicht enthalten, wobei Audioübungen zur räumlichen Entwicklung von Geräuschen für jüngere Kinder ohnehin sehr schwer sind, wie Pfeffer und Barnecutt (1996) für Verkehrsgeräusche nachweisen konnten. In den meisten Multimedia-Übungen sind individuelle Einstellmöglichkeiten vorhanden, um die Übung an das Leistungsniveau des Kindes anzupassen, deren Bandbreite z. T. noch größer sein könnte.

Insgesamt stellen Geräuschübungen eine gute Vorbereitung für die bei zentral-auditiv verarbeitungsgestörten Kindern notwendigen sprachlichen Übungen dar. Sie fördern Aufmerksamkeit und Konzentration und schaffen durch ihre ansprechenden Darstellungen einen guten Motivationsanreiz für die Beschäftigung des Kindes mit auditiven Reizen. Eine direkte Auswirkung von Geräuschübungen auf Übungen mit sprachlichen Stimuli ist jedoch aufgrund der unterschiedlichen hirnorganischen Verarbeitung von Geräuschen und Sprache nicht zu erwarten. Durch Geräuschübungen können die Kinder jedoch an die Art der auch im sprachlichen Bereich erforderlichen Übungen gut vorbereitet werden.

AudioLog

Das Programm AudioLog 2.0 (Flexoft Education, 1996) bietet nicht nur Übungen mit Geräuschen und Tönen, sondern auch mit sprachlichen Stimuli an. Die Übungen sind in die vier Bereiche Perzeption, Gedächtnis, Sequenzen und Diskrimination untergliedert. Tatsächlich enthalten die genannten Bereiche auch Übungen zu verschiedenen anderen Teilfunktionen, wie z. B. der Selektion. Die Übungen sind vielfach individuell einstellbar, wobei einige Übungen eine zu große, individuell nicht reduzierbare Auswahlmenge aufweisen.

Der Bereich der Perzeption besteht aus einem Geräuschspiel, bei dem es um die Diskrimination und Zuordnung von Geräuschen geht, sowie aus einer Figur-Grund-Übung. Bei letzterer Übung, die auch zu einer Lokalisationsübung umgestaltet werden kann, sind Minimalpaare aus einem Hintergrundgeräusch zu selektieren, was für auditiv diskriminationsschwache Kinder besonders schwierig ist.

In der Übungsgruppe Gedächtnis finden sich die Übungen „Zieh' mich an!" und „Einkaufen". Dabei soll eine Anzahl von Wörtern in der richtigen Reihenfolge erinnert werden. Zwei Kinderfiguren werden auf diese Weise angezogen oder Waren werden eingekauft und bei richtiger Auswahl neben die Kasse gelegt.

Bei den Sequenzübungen zu den Bereichen „Hoch und Tief", „Kurz und Lang" und „Sonstige Sequenzen" (Hunde, Loks oder Schlaginstrumente) sind neben der Sequenz auch gute Differenzierungsleistungen erforderlich, wobei das Ausmaß dieser Leistung individuell einstellbar ist (z. B. große vs. kleine Tonhöhenunterschiede).

Die Übungsgruppe Diskrimination enthält verschiedene Formen von Minimalpaarübungen, eingeteilt in die Übungen „Richtig oder Falsch?", „Zwillinge" und „Memory". Dazu gibt es eine große Auswahlmenge von wählbaren Wortlisten zu unterschiedlichsten Lautgegenüberstellungen. Die Bandbreite der in den Wortlisten enthaltenen Items ist jedoch sehr unterschiedlich.

Für die nächste AudioLog-Version sind deutlich mehr individuelle Einstellungsmöglichkeiten, Übungen zum dichotischen Hören (zwei Geräusche, Wort und Geräusch, zwei Wörter) und zur Wortsynthese geplant.

Multimedia-Spiele aus dem Würzburger Trainingsprogramm zur phonologischen Bewußtheit

Ergänzend zum Würzburger Trainingsprogramm zur phonologischen Bewußtheit (Küspert, Roth, Schneider, 2000) wurden Multimedia-Spiele zur Vorbereitung einzelner Kinder auf den Schriftspracherwerb entwickelt. Die Sonderausgabe der Elternversion enthält das Programm „Lauschen, reimen, Silben trennen" (für Kinder ab 5 Jahre) und das darauf aufbauende Programm „Sätze, Wörter, Laute" (für Kinder von 6-7 Jahren). Die Übungen werden in motivierender und kindgerechter Weise dargestellt und beinhalten bis auf eine Einführung mit Geräuschen nur sprachliche Items.

Im ersten Programm geht es vor allem um die Teilfunktionen Aufmerksamkeitm (Geräuschen lauschen), Speicherung (Namen behalten und wiedererkennen), Diskrimination (Minimalpaare, Reime erkennen) und Analyse (Begriff in einer vorgelesenen Geschichte erkennen, Reime benennen, Silben klatschen, Silbenanzahl erkennen). Das zweite Programm ist vor allem auf die für den Schriftspracherwerb besonders relevanten Teilfunktionen Analyse und Synthese abgestimmt. So müssen z. B. Wortlängen erkannt, Komposita zusammengesetzt, Laute identifiziert oder Wörter aus Einzellauten synthetisiert werden.

Für den Einsatz in logopädischen Praxen und Schulen sind spezielle Programme geplant, die weitere Programmteile enthalten und dem Therapeuten mehr Flexibilität in der Handhabung der Programme ermöglichen sollen.

Psychomotorische Therapieansätze

In psychomotorischen Therapieansätzen werden rhythmisch-melodische Elemente mit Motorik kombiniert und sind in der Regel für die Gruppentherapie bestimmt. Das Ziel ist die eher indirekte Verbesserung der ZAV über die Verbindung von auditiven Stimuli mit Bewegung.

Beispiele für psychomotorische Ansätze sind die Therapieprogramme von Olbrich (1989), Krimm-von Fischer (1979) Horsch, Ding (1978) und Küntzel-Hansen (1978). Allerdings vernachlässigen diese Ansätze oft den für die kleinschrittig geplante Behandlung erforderlichen systematischen Aufbau ihrer Übungen. Es steht sicherlich außer Frage, daß die Rhythmik, also die Verbindung von auditiven Stimuli und Bewegungen, einen wichtigen Bereich innerhalb der Therapie auditiv verarbeitungsgestörter Kinder bildet. Sie kann und sollte aber in ein umfassendes und strukturiertes Therapieprogramm integriert werden bzw. dieses ergänzen.

Technische Therapieansätze

Das Prinzip der technischen Therapieansätze besteht in der Regel darin, daß mit speziell entwickelten Geräten, bei denen auditive Stimuli meist über Kopfhörer dargeboten werden und die Kinder in bestimmter Weise darauf reagieren müssen, Teilaspekte der zentralen Verarbeitung trainiert werden sollen.

Beispiele für solche Geräte sind der Brain-Boy oder der Lateral-Trainer (Warnke, 1995). Der Brain-Boy ist ein Gerät zur Verbesserung der sogenannten auditiven Ordnungsschwelle. Die Ordnungsschwelle ist definiert als Zeitspanne, die zwischen zwei Signalen vergehen muss, damit diese als getrennt voneinander wahrgenommen werden. Sie ist von der nonverbalen Intelligenz unabhängig (Berwanger et al., 2000), korreliert aber signifikant mit der phonologischen Bewußtheit (Barth et al., 2000). Über den Brain-Boy soll diese zeitliche Verarbeitung trainiert werden, wobei auditive Reize mit visuellen Reizen kombiniert werden können. Während die bisherigen Angaben eine Ordnungsschwelle von 30-40 ms als normal bezeichnen, haben neuere Untersuchungen (Meister et al., 2000) gezeigt, daß die Normwerte, die bislang erst an einem kleinen Patientenkollektiv untersucht wurden, auf Werte von 20-100 ms korrigiert werden müssen. Ursächlich für die größere Bandbreite der Werte ist die hohe interindividuelle Variabilität der Daten. Für die Bedeutung der Ordnungsschwelle als diagnostisches Mittel ergibt sich daraus, daß die Ordnungsschwellenerfassung zur Zeit wenig sinnvoll erscheint. Bezüglich der therapeutischen Maßnahmen ist zu berücksichtigen, daß Werte bis zu 100 ms als normal gelten können. Auch die empirischen Befunde von Barth et al. (2000) belegen, daß hohe Ordnungsschwellenwerte nicht automatisch mit sprachlichen Behinderungen verknüpft sind.

Die Beeinflussung der Hirnhälften-Koordination ist das Ziel des Lateral-Trainers. Auditive Reize werden mit diesem Gerät wechselweise dem rechten und linken Ohr angeboten. Auch können auditive Reize gleichzeitig auf beide Ohren übertragen werden, wobei sich das Kind auf die Wahrnehmung der auditiven Reize eines Ohres konzentrieren soll.

In diesem Zusammenhang ist auch die Behandlungsmethode nach Tomatis (1990) zu nennen, die auf einer wissenschaftlich unbewiesenen Vorstellung der intrauterinen Hörphysiologie beruht und ein sogenanntes „Horchtraining" bei einer Vielzahl von Krankheitsbildern empfiehlt. Dazu wird den Betroffenen über Kopfhörer oder Knochenleitungshörer die individuell gefilterte Stimme der eigenen Mutter oder beispielsweise auch Musik von Mozart vorgespielt. Lesenswert ist hierzu auch die Stellungnahme von Petersen-Siebert (In: Warnke, 1995), die u. a. darauf verweist, daß die einzige in der Literatur zu findende Studie zur Überprüfung der Effektivität der Tomatis-Therapie (Kershner u. Mitarb., 1990) gezeigt hat, daß sich Verbesserungen sogar eher bei den Kindern in der unbehandelten Kontrollgruppe ergeben haben als in der nach Tomatis behandelten Gruppe. Die Wirksamkeit der Tomatis-Therapie ist also mehr als fraglich.

Der Mangel an empirisch abgesicherten Therapieprogrammen hat sicherlich mit dazu beigetragen, daß das Interesse an solchen alternativen Behandlungsmethoden zugenommen hat. Die Effektivität technischer Geräte bei der Behandlung der ZAV ist jedoch bislang neurophysiologisch und empirisch nicht nachgewiesen und daher sehr umstritten. Gemeinsam ist solchen alternativen Behandlungsmethoden, daß sie scheinbar klare und leicht verständliche Erklärungen für äußerst komplexe neurophysiologische und neuropsychologische Vorgänge unseres Zentralnervensystems geben. Für Eltern betroffener Kinder erscheinen solche Methoden oft als die einzige Möglichkeit, aktiv etwas für ihre Kinder zu tun. Hier ist es dringend erforderlich, daß die Eltern über den Sinn und die Wirksamkeit der unterschiedlichen Therapiemethoden aufgeklärt werden. Andererseits ist die Therapieforschung gefordert, bestehende Behandlungsmöglichkeiten kritisch zu untersuchen und neue, theoretisch fundierte und empirisch abgesicherte Therapiemethoden zu entwickeln.

Kompensatorische Therapieansätze

Bei den kompensatorischen Ansätzen werden andere Sinneskanäle zur Kompensation auditiver Störungen genutzt. Im Vordergrund steht meist der visuelle Kanal, wie beispielsweise bei der Sprach-Farbbild-Transformationsanlage (SFT-Anlage) (Wurm-Dinse, Esser, 1990) oder dem IBM-SprechSpiegel (IBM, 1997).

Sprach-Farbbild-Transformation (SFT)

Die Sprach-Farbbild-Transformationsanlage (SFT-Anlage) wurde zu Beginn der 80er Jahre im Forschungslabor für Medizinische Akustik der Heinrich-Heine-Universität Düsseldorf entwickelt und stellt ein von den Krankenkassen seit 1986 akzeptiertes Rehabilitationsgerät dar (Wurm-Dinse, Esser, 1990). Es handelt sich dabei um eine speziell entwickelte Anlage, die aus einem tragbaren Computer, einer Tastatur mit zwei Tasten und einem Mikrofon besteht. Das Gerät wird über die am Computer angebrachten Funktionstasten bedient. Über einen Scartstecker kann die SFT-Anlage mit einem normalen Fernseher verbunden werden, der als Ausgabegerät genutzt wird.

Mit Hilfe dieser Technik ist es möglich, über das Mikrofon gesprochene Laute, Silben, Wörter und Sätze auf dem Bildschirm sichtbar zu machen. Farbige Hüllkurven repräsentieren die verbalen Stimuli. Dabei entspricht die Höhe der Hüllkurven der Lautstärke und ihre Länge der Dauer der Stimuli. Die farbige Darstellung zeigt die unterschiedlichen Klangfarben an. Laute mit vorwiegend tiefen Frequenzen (z. B. [o:]) werden rötlich-orange, Laute mit höheren Frequenzen (z. B. [a:]) grünlich, und Laute besonders hoher Frequenzen (z. B. [s]) bläulich dargestellt. Bei stimmlosen Plosiven (z. B. [t]) ist der Aufbau des Luftdrucks als kurze Unterbrechung im Wort erkennbar. Über die so entstehenden einfachen Formen in unterschiedlichen Farben ist ein visuelles Feedback der vom Patienten gesprochenen Sprache möglich (Wurm-Dinse, Esser, 1990).

So können auditiv verarbeitungsgestörte, insbesondere auditiv diskriminationsschwache Patienten das Gerät zum einen zur Kompensation ihrer auditiven Schwächen nutzen. Andererseits dient die Sprach-Farbbild-Transformation auch zur Unterstützung auditiver Verarbeitungsübungen, indem über die Bewußtmachung visueller Unterschiede schließlich auf den auditiven Bereich übergegangen werden kann. Neben dem Einsatz in der Therapie kann das Gerät nach entsprechender Einweisung durch den Therapeuten auch im häuslichen Bereich zu Übungszwecken eingesetzt werden.

Auditive Verarbeitungsübungen können somit durch die SFT-Anlage nicht ersetzt, sondern lediglich unterstützt werden. Eine auf den auditiven Kanal ausgerichtete differenzierte Verarbeitungstherapie bleibt weiterhin unerläßlich.

SprechSpiegel

Der SprechSpiegel III (IBM, 1997) kann ebenfalls als visuelle Therapiehilfe bei der Behandlung der ZAV eingesetzt werden. Es handelt sich dabei um ein für die unterstützende Behandlung von Hör-, Sprech- und Stimmstörungen konzipiertes Computerprogramm, das nicht nur zur Erzeugung von Hüllkurven dient, sondern auch Übungen mit verschiedenen Bildern und Grafiken sowie Spiele enthält. Dadurch ist vor allem für jüngere Kinder eine große Motivation gegeben, sich mit den Übungen auseinanderzusetzen.

Die Übungen sind in die Bereiche Schallelemente, Lautstärkebereich, Stimmhaft/Stimmlos, Stimmeinsatz, Stimmgebung, Tonhöhenbereich, Tonhöhenverlauf, Einzellautartikulation, Lautreihenartikulation, Unterscheidung – Zwei Laute, Unterscheidung – Vier Laute, Sprechablaufübungen und Lautpräzisierung untergliedert. *Beispiele*: Ein Frosch hüpft bei jedem über das Mikrofon eingegebenen Stimmeinsatz, dessen Sensitivitätsschwellenwert individuell einstellbar ist, von

Seerose zu Seerose. Bei korrekter Artikulation fliegt ein Pelikan eine von Lauten gekennzeichnete Strecke.

Bei den Sprechablaufübungen können Laut-, Wort- und Satzmuster als Spektren und Oszillogramme dargestellt werden. Da die Darstellungen jedoch abstrakter erscheinen und nicht so differenziert sind wie die der zuvor beschriebenen SFT-Anlage, sollten diese Übungen erst mit älteren Kindern durchgeführt werden.

Insgesamt bietet der SprechSpiegel viele motivierende Möglichkeiten, auditive Stimuli zu visualisieren. Aber auch hier ist zu beachten, daß nur einzelne Aspekte von Teilfunktionen der auditiven Verarbeitung auf diese Weise unterstützt werden können, so daß der SprechSpiegel ebenfalls keinen Ersatz für gezielte auditive Verarbeitungsübungen darstellt. Er dient vielmehr zur Unterstützung der Therapie und als Motivationsanreiz.

Im Rahmen der Therapie auditiv-verarbeitungsgestörter Kinder ist aber zu bedenken, daß ja gerade die auditive Kontrolle verbessert werden soll und somit grundsätzlich nicht nur das visuelle Feedback als Kontrollmöglichkeit angeboten werden sollte. Vielmehr muß über gezielte auditive Übungen die Kontrollfunktion des auditiven Kanals erweitert werden. Eine Kombination von visuellem und auditivem Input, wie beim computerunterstützten Sprechkorrektor mit audiovisueller Selbstkontrolle – CoKo (Vicsi, Hacki, 1996), ist sicherlich sinnvoll.

In jedem Fall ist zu berücksichtigen, daß bei auditiv-verarbeitungsgestörten Kindern auch die visuelle Verarbeitung gestört sein kann (Deuster und Kley, 1981), so daß sie in diesen Fällen ihre potentiell unterstützende Wirkung verliert.

Therapiebeispiel

Die unterschiedliche Vorgehensweise bei den zuvorgenannten Therapieansätzen wird nun anhand eines Beispiels zu den Teilfunktionen Diskrimination und Analyse verdeutlicht. Als zu behandelndes Problem wird angenommen, daß ein Kind Schwierigkeiten bei der auditiven Unterscheidung von Plosiven gegenüber Frikativen zeigt.

Beispiel zur teilfunktionsorientierten Therapie

Bei der teilfunktionsorientierten Behandlung werden die betroffenen Teilfunktionen in Einzel- und/oder Gruppentherapie in einem spielerischen Setting systematisch und kleinschrittig erarbeitet. Dazu ist ein hierarchisch strukturiertes Vorgehen notwendig, bei dem zunächst die Diskrimination von Lauten auf Einzellautebene erfolgt, später dann auf Wort- und Satzebene. Der Therapeut spricht Paare von Lauten oder Paare von Real- und/oder Pseudowörtern (Minimalpaare) vor, bei denen das Kind auf der Ebene der Diskrimination zu entscheiden hat, ob es sich um gleiche oder verschiedene Stimuli handelt, die nacheinander angeboten wurden (Bsp.: Paß – Paß = gleich; Felle – Pelle = verschieden).

Gelingt dies dem Kind auf allen Ebenen gut, so kann die Analyse einbezogen werden. Es muß beispielsweise entscheiden, ob es ein /p/ oder ein /f/ gehört hat. Dies kann mit dem Konzept „kurz" – „lang" verbunden werden, indem es bei /p/ einen Verstärker einem kurzen Strich o. ä. zuordnen darf, bei /f/ einem langen.

Computerunterstützte Verfahren können die Behandlung unterstützen. Das Programm „Detektiv Langohr" bietet allerdings für das vorliegende Problem lediglich vorbereitende Übungen auf Geräuschebene bietet, wie z. B. das Geräuschmemory, bei dem entschieden werden muß, welche 2 Geräusche zusammengehören. Mit dem Programm „AudioLog" kann hingegen auch sprachspezifisch gearbeitet werden. In der Übungsgruppe „Diskrimination" kann – allerdings direkt auf Wortebene – an der Phonemunterscheidung gearbeitet werden. Die Multimedia-Spiele aus dem Würzburger Trainingsprogramm zur phonologischen Bewußtheit bieten ebenfalls sprachspezifische Übungen an, mit denen an der Diskrimination und Analyse gearbeitet werden kann. Eine direkte Gegenüberstellung der Laute /p/ und /f/ ist damit aber nicht möglich.

Beispiel zur psychomotorischen Therapie

Bei der psychomotorischen Gruppentherapie steht bei dem genannten Beispiel die Verknüpfung auditiver Stimuli auf Geräusch- und Sprachlautebene mit entsprechenden Bewegungen im Mittelpunkt. Für die Diskrimination können auditive Stimuli mit dem Konzept „gleich/verschieden" kombiniert werden. Zur Verbesserung der Analyse bieten sich Übungen an, bei denen die Begriffe „kurz" und „lang" über unterschiedliche Bewegungsformen verdeutlicht werden, indem z. B. kurze, kräftige Bewegungen mit kurzen auditiven Stimuli und lange, fließende Bewegungen mit langen auditiven Stimuli verknüpft werden.

Beispiel zur technisch-orientierten Therapie

Die Verbesserung der Lautdiskrimination von /p/ und /f/ kann z. B. über die Arbeit an der auditiven Ordnungsschwelle angestrebt werden. Dazu hört das Kind mit Hilfe des Brain-Boy Klickgeräusche, die nacheinander dem rechten und linken Ohr angeboten werden. Es soll auf diese so reagieren, daß es auf eine von zwei Tasten drückt, je nachdem, ob es den ersten Klick zuerst rechts oder links gehört hat. Die zeitlichen Abstände zwischen den Klickgeräuschen werden in der Therapie systematisch verringert. Dadurch soll die zeitliche Verarbeitung von Lauten positiv beeinflußt werden.

Die Verbesserung der Identifikation von Lauten wäre über den sogenannten „Wahrnehmungs-Trennschärfe-Trainer" denkbar. Dabei hört das Kind über Kopfhörer das Kind sinnfreie Silben, die rechts, links oder alternierend angeboten werden können (Bsp.: epi – efi). Über den Lauten zugeordnete Tasten soll es zu verstehen geben, welcher Laut in der Mitte der Silbe zu hören war.

Beispiel zur kompensatorischen Therapie

Die kompensatorischen Ansätze ermöglichen nur ein indirektes Arbeiten an der auditiven Diskrimination. Über Mikrofon können die einzelnen Phoneme oder auch ganze Wörter in den PC oder die SFT-Anlage eingegeben werden. Die akustischen Signale werden auf dem Bildschirm in Form von Hüllkurven dargestellt, über die der auditive Unterschied zwischen den o. g. Stimuli erklärt werden kann.

Fazit

Zusammenfassend läßt sich sagen, daß bei der Behandlung der ZAV Ansätze erfolgversprechender sind, die eine direkte Arbeit an den konkreten Defiziten des Kindes ermöglichen. Kompensatorische bzw. visuell unterstützende Programme sollten dann eingesetzt werden, wenn auditiv ausgerichtete Programme nicht oder nur in geringem Maße Wirkung zeigen und sichergestellt ist, daß die Kinder von einer visuellen Unterstützung profitieren können, also keine ausgeprägten visuellen Verarbeitungsstörungen vorliegen bzw. über den Umweg über den visuellen Kanal später auf auditive Übungen übergegangen werden kann.

Die bisher verfügbaren Computerprogramme mit nonverbalen und verbalen auditiven Stimuli zeigen bereits vielversprechende Möglichkeiten für die computer-unterstützte Therapie. Eine gezielte, teilfunktionsorientierte und individuelle Behandlung läßt sich durch Computerprogramme natürlich nicht ersetzen, wohl aber sinnvoll unterstützen. Die Voraussetzung für theoretisch und empirisch gesicherte PC-Programme ist jedoch die Entwicklung einer Methode des Trainings der ZAV.

Ausgehend von dem in diesem Buch vorgestellten Therapiekonzept wäre es hinsichtlich der (Weiter-)Entwicklung von PC-Programmen wünschenswert, wenn diese spezifisch auf einzelne auditive Teilfunktionen, und dabei insbesondere auf die Verarbeitung sprachlicher Stimuli, ausgerichtet würden. Dazu ist eine möglichst klare, für den Therapeuten leicht ersichtliche Trennung von Teilfunktionsbereichen notwendig. Die zu den einzelnen Bereichen angebotenen Übungen sollten außerdem so variabel sein, daß sie zum einen alle möglichen Leistungsstufen abdecken und zum anderen eine ausreichende sowie ausgewogene Menge an Übungsstimuli beinhalten.

Teilfunktionsorientiertes Therapiekonzept

Mit dem vorliegenden Therapiekonzept (Lauer, 1995, 1996a) soll ein Ansatz zur Behandlung der ZAV im Kindesalter vorgestellt werden, der sich an dem in diesem Buch diskutierten Modell der ZAV orientiert und alle auditiven Teilfunktionen gleichermaßen umfaßt. Ein solcher Ansatz existiert in der bisherigen Literatur zur auditiven Verarbeitungsbehandlung nicht. Die vorhandenen Konzepte beschäftigen sich, wie bereits erwähnt, oft nur mit einzelnen Teilfunktionen auf außersprachlicher oder sprachlicher Ebene. Das vorliegende Konzept hingegen beinhaltet Übungen zu beiden Ebenen über nahezu alle Teilfunktionen hinweg. Der Einsatz des Therapiekonzepts ist nicht auf eine bestimmte Altersgruppe begrenzt. Je nach Teilfunktion und Art der Übungen kann es im Vorschulalter, also bei 4- bis 6jährigen, oder im frühen Grundschulalter angewendet werden.

Die Übungen auf der außersprachlichen Ebene dienen in der Regel als Vorbereitung auf die Behandlung der sprachlichen Ebene, sie können aber auch in sich eine höhere Anforderung darstellen als einfache Übungen auf sprachlicher Ebene. Dabei dient diese Vorbereitung insbesondere dazu, die Aufmerksamkeit und Motivation des Kindes auf Übungen zur Verarbeitung auditiver Informationen zu lenken. Aufgrund hirnorganisch unterschiedlich angenommener Verarbeitungs-gebiete für die Verarbeitung von Geräuschen bzw. Sprache ist nicht davon auszugehen, daß es eine direkte Übertragung von Übungseffekten von der außer-sprachlichen auf die sprachliche Ebene gibt.

Die so strukturierte Behandlung soll ermöglichen, die individuell betroffenen Teilfunktionen auf der Ebene zu behandeln, die Störungen aufweist. Das klein-schrittige Übungsprogramm dient dem Therapeuten als Hilfestellung zur Therapie-planung. Dadurch kann vermieden werden, daß die Teilfunktionen gleich zu Beginn der Therapie zu stark vermischt werden, oder daß unspezifische Übungen ganz allgemein bei allen Kindern mit auditiven Verarbeitungsstörungen eingesetzt werden, ohne auf die speziellen Defizite der Kinder Rücksicht zu nehmen. Das vorrangige Ziel ist, eine am spezifischen Störungsbild des jeweiligen Kindes orientierte Therapie zu ermöglichen.

Dabei handelt es sich um eine exemplarische Darstellung von aufeinander aufbauenden Übungsmöglichkeiten, die vom Therapeuten beliebig erweitert oder in ihrer Struktur auf andere Übungsideen übertragen werden können.

Eine Einbeziehung der Eltern als Cotherapeuten ist ggf. möglich. Sie sollten immer über den Sinn und Zweck der durchgeführten Übungen informiert werden.

Obwohl hier ein Konzept vorgestellt wird, das sich weitgehend auf die Förderung der auditiven Verarbeitung konzentriert, sollten andere Verarbeitungs- und Entwicklungsbereiche nicht außer acht gelassen werden. Die Schwierigkeiten des einzelnen Kindes sind im Gesamtzusammenhang des Störungsbildes zu sehen und nicht auf die auditive Verarbeitung allein zu beschränken.

Es erscheint daher sinnvoll, die vorgeschlagenen Übungen als einen Bereich der Behandlung von beispielsweise sprachentwicklungsverzögerten Kindern zu sehen, die einen Teil der Therapiestunde umfassen können und diese nicht unbedingt ganz ausfüllen müssen. Vielfach können sie als Vorbereitung für die Arbeit an expressiven Leistungen gesehen werden.

Aufbau des Übungsprogramms

Das im Anhang befindliche Übungsprogramm gliedert sich in 8 Bereiche: Aufmerksamkeit, Speicherung und Sequenz, Lokalisation, Diskrimination, Selektion, Analyse, Synthese und Ergänzung.

Die auditive Aufmerksamkeit wird als Basisfunktion gesehen, zu der im Übungsprogramm relativ einfache Aufgaben als Vorbereitung auf die weiteren Teilfunktionen zusammengestellt wurden. Zur Verbesserung der auditiven Aufmerksamkeit dienen Übungen, die das Interesse des Kindes an auditiven Reizen wecken. Durch die Problematik der Trennbarkeit von Teilfunktionen enthalten die Übungen auch Aspekte anderer Teilfunktionen, wobei die diesbezüglichen Leistungsanforderungen gering gehalten sind. Neben der auditiven Aufmerksamkeit sind die Fähigkeiten des Arbeitsspeichers hinsichtlich der Speicherung und Sequenz besonders entscheidend für die Verarbeitung auditiver Informationen. Verbesserungen in diesen Bereichen haben daher eine besondere Auswirkung auf andere Teilfunktionsbereiche. Erst wenn Aufmerksamkeit vorhanden ist und Speicher- und Sequenzleistungen in ausreichendem Maße zur Verfügung stehen, können andere Teilfunktionsprozesse leichter ausgeführt werden.

Die Übungen zur Lokalisation dienen zur Verbesserung des Richtungshörens. Die Quelle auditiver Stimuli soll schneller geortet werden, um sich insbesondere sprachlich relevante Informationen besser zuwenden zu können. Hinsichtlich der Diskriminationsleistungen werden Übungen vorgeschlagen, die zur Differenzierung auditiver Informationen auf verschiedenen Ebenen anregen. Die Selektion beinhaltet Übungsvorschläge zur Unterscheidung von akustisch relevanten Informationen von Umgebungsgeräuschen. Im Bereich der Analyse werden Identifikationsleistungen und die Fähigkeit zur Positionsbestimmung (z. B. eines Lautes in einem Wort) geübt. Die Syntheseübungen befassen sich mit dem Zusammensetzen von akustischen Stimuli zu einem komplexen Gebilde, während bei der Ergänzung akustisch unvollständige Informationen zu einem sinnvollen Ganzen ergänzt werden sollen.

Durch die Kombination verschiedener Teilfunktionen kommt es zu intramodalen Integrationsprozessen, also Verknüpfungen von auditiven Teilfunktionen untereinander. Bereits bei der Behandlung einzelner Teilfunktionen sind Integrationsprozesse nicht zu vermeiden. Der Therapeut sollte sich aber der in der jeweiligen Übung geforderten Verknüpfung von Teilfunktionen bewußt sein. Er sollte genau reflektieren, in welchem Bereich und auf welcher Ebene er Übungen anbietet. Dadurch soll ein möglichst kontrolliertes Einwirken auf die spezifischen Defizite des Kindes ermöglicht werden.

Andererseits können andere Verarbeitungsbereiche, wie die visuelle oder taktilkinästhetische Verarbeitung, auch als Hilfen in der auditiven Verarbeitungstherapie eingesetzt werden oder zur Kompensation auditiver Schwächen dienen. So können z. B. als visuelle Hilfen auf den verschiedenen Übungsebenen des vorliegenden Therapiekonzeptes das Mundbild des Therapeuten oder Gegenstands- und Situationsbilder verwendet werden. Der Einsatz der taktil-kinästhetischen Verarbeitung hingegen kann beispielsweise zur Bewußtmachung des Unterschiedes zwischen stimmhaften und stimmlosen Lauten herangezogen werden.

Wichtig erscheint in diesem Zusammenhang jedoch, daß zunächst die Behandlung der ZAV mit konkreten Übungen sprachlicher Stimuli im Vordergrund stehen sollte. Andere Verarbeitungsbereiche können unterstützend eingesetzt, sollten aber zunehmend ausgeblendet werden. Ihr Einsatz als kompensatorische Mittel zur Umgehung auditiver Verarbeitungsstörungen sollte dagegen als letztes Behandlungsmittel gesehen werden.

Methodisches Vorgehen

Zu den einzelnen Teilfunktionen werden Übungen auf außersprachlicher und sprachlicher Ebene vorgestellt. Die außersprachliche Ebene ist in Übungen zur Geräuschverarbeitung, Ton- bzw. Klangverarbeitung und Verarbeitung von stimmlichen Stimuli unterteilt. Die sprachliche Ebene umfaßt Übungen zur Laut- bzw. Silben-, Wort- und Satzverarbeitung.

Die Abbildung **12** verdeutlicht den allgemeinen Aufbau des Übungskonzeptes bezüglich der einzelnen Teilfunktionen. Zur außersprachlichen und sprachlichen Ebene gibt es jeweils 10 aufeinander aufbauende Übungsvorschläge. Einige Übungen enthalten Übungsvorschläge zu allen drei Aspekten der jeweiligen Übungsebene (z. B.: Geräusch-, Ton-/Klang-Verarbeitung und Stimmverarbeitung auf außersprachlicher Ebene in einer Übung). Dies erschien aber nicht immer sinnvoll, so daß sich andere Übungen nur einzelnen Aspekten widmen. Dabei wird zunächst das Ziel der Übung genannt. Es folgen Hinweise zum Übungsmaterial, zur Durchführung der Übung sowie zu möglichen Übungsvariationen. Die Übungsvariationen beziehen sich u. a. auch auf mögliche Kombinationen der behandelten Teilfunktion mit anderen Teilfunktionen, also Vorschlägen zur intramodalen Integration.

Im Anschluß an das Übungsschema wird pro Teilfunktion, mit Ausnahme des Bereiches der Aufmerksamkeit, ein für die jeweilige Teilfunktion spezifisches Hilfensystem angegeben. Es wurde in Anlehnung an das Hilfensystem des DP-BAK (Guthke, Wolschke, Willmes, Huber, 1992) erstellt und dient dem Therapeuten als Leitfaden für abgestufte Interventionsmöglichkeiten. Auf verschiedenen Hilfenstufen werden unterschiedliche Hilfestellungen gegeben, die auch einen genauen Wortlaut für die verbalen Hilfen des Therapeuten beinhalten. Dieses System sollte genau eingehalten werden, damit beurteilt werden kann, auf welcher Stufe des Lernerfolgs sich die Leistungen des Kindes befinden.

Die Übungen zu den einzelnen Teilfunktionen sind exemplarisch zu sehen und stellen somit nicht einen Gesamtüberblick über alle in diesem Bereich denkbaren Übungen dar. Viele interessante Übungsanregungen finden sich z. B. bei Breitenbach (1989) oder Signer (1979). Dabei wird auch im Handel erhältliches Spielmaterial genannt, das sich zum Einsatz in der Therapie auditiver Verarbeitungsstörungen eignet.

Bei der Behandlung der ZAV müssen die individuell betroffenen Bereiche ermittelt werden. In diesen Bereichen muß nicht immer mit der ersten Übung auf außersprachlicher Ebene begonnen werden. Die Behandlung sollte auf der Ebene ansetzen, die vom Kind gerade noch bewältigt werden kann. Davon ausgehend ist auf schwierigere Übungen überzugehen.

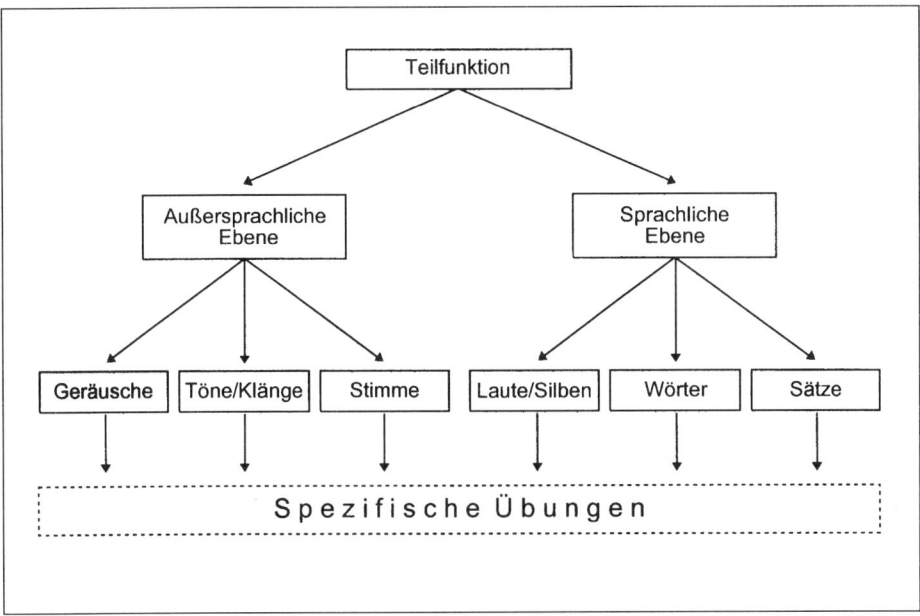

Abb. **12** Therapiekonzept zur Behandlung zentral-auditiver Verarbeitungsstörungen (ZAVST) (Lauer, 1995, S. 72)

Es ist zu beachten, daß zwar die Übungen innerhalb der einzelnen Unterpunkte zu den beiden Ebenen (außersprachlich und sprachlich) im wesentlichen hierarchisch gegliedert sind, daß aber je nach Teilfunktion verschiedene Schwierigkeitsgrade bezüglich der zu behandelnden Bereiche existieren können. So sind beispielsweise Übungen auf Satzebene bei der Behandlung der auditiven Merkspanne deutlich leichter zu bewältigen als solche auf Silbenebene, da auf Satzebene durch Sinnverknüpfungen die Speicherungsfähigkeit deutlich vergrößert wird. Im Bereich der Diskrimination kann aber ggf. die Silben- oder Wortebene für das Kind leichter sein als die Satzebene. Dies kann unter Umständen von Kind zu Kind variieren und hängt auch davon ab, welche weiteren Teilfunktionen gestört sind, so daß sich eine ungünstige intramodale Verbindung zwischen den beeinträchtigten Teilfunktionen ergeben kann.

In der Therapie sollten immer wenige Items intensiv geübt werden. Erst wenn das Kind die Übung zu mindestens 90 % beherrscht, kann auf die nächste Übungsstufe übergegangen werden. Einzelne Übungen können durchaus mehrere Stunden umfassen, wie z. B. die Identifikation von Lauten in Wörtern. Dazu kann das Übungsmaterial individuell erweitert werden. Andere Übungen umfassen lediglich einen Teil einer Behandlungsstunde, wie beispielsweise die Übungen zur selektiven Aufmerksamkeit.

Die vorliegende Arbeit beinhaltet keine Sammlung von Therapiematerial. Auch die Art und Struktur der Übungen muß sich nicht ausschließlich an dem vorgestellten Übungsraster zu den jeweiligen Teilfunktionen orientieren. Das Therapiekonzept dient lediglich einer ersten Strukturierung der Behandlung.

Therapiestudie

Fragestellung

Die Fragestellung der Therapiestudie lautete: Führt eine kleinschrittig strukturierte teilfunktionsorientierte Therapie der ZAV zu signifikanten Verbesserungen innerhalb der behandelten Teilfunktionsbereiche? Zur Untersuchung dieser Fragestellung wurde bei zwei sprachentwicklungsverzögerten Kindern mit zentral-auditiven Auffälligkeiten eine Behandlung in den auditiven Bereichen „Analyse" und „Speicherung und Sequenz" durchgeführt, deren Erfolg mit speziell für die jeweiligen Teilfunktionen entwickelten Testverfahren überprüft wurde.

Die Hypothesen waren:

H1 = Eine kleinschrittig strukturierte Therapie spezifischer Teilfunktionen der zentral-auditiven Verarbeitung führt zu signifikanten Leistungsverbesserungen in den behandelten Bereichen.

H0 = Es zeigen sich keine signifikanten Leistungsverbesserungen nach einer kleinschrittig strukturierten Therapie spezifischer auditiver Teilfunktionen.

Zudem wurde erwartet, daß sich die Behandlung auch positiv auf die expressive Sprache auswirkt.

Vorgehen

Es wurden zwei Kinder (Kai und Tina) im Alter von 5–6 Jahren in den Bereichen „Analyse" (A) und „Speicherung und Sequenz" (B) behandelt (Lauer, 1995, 1996b). Dabei wurde ein Cross-Over Design verwendet, um jeweils beide Teilfunktionen behandeln und deren Wechselwirkungen untereinander beobachten zu können (Abb. **13**).
Die Voruntersuchung t1 stellt die Baseline dar. Jede Teilfunktion wurde 7 Therapiesitzungen lang behandelt. Die Behandlung wurde einmal wöchentlich über einen Zeitraum von ca. 4 Monaten durchgeführt. Eine Behandlungsstunde umfaßte 50 Minuten, von denen etwa 30 Minuten für die Therapiestudie verwendet wurden. In der verbliebenen Zeit wurden Übungen zur Wortschatzerweiterung oder der Verbesserung der morphologisch-syntaktischen Fähigkeiten durchgeführt. Dabei wurde darauf geachtet, daß weder lautanalytische Fähigkeiten noch die Bereiche Speicherung oder Sequenz in die Übungen integriert wurden. Nach der ersten Therapiephase erfolgte die Zwischendiagnostik t2 und am Ende der zweiten Therapiephase die Nachuntersuchung t3.

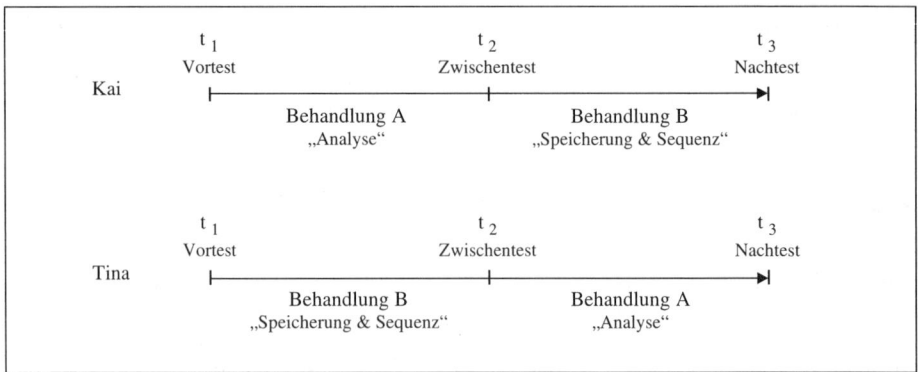

Abb. **13** Cross-Over-Design zur Überprüfung der Effektivität einer teilfunktionsorientierten Behandlung zentral-auditiver Verarbeitungsstörungen (ZAVST)

In allen drei Testphasen wurden jeweils beide Teilfunktionen untersucht, unabhängig davon, ob sie zuvor behandelt wurden oder nicht. Dadurch sollten unspezifische Therapieeffekte beobachtet und von spezifischen Therapieeffekten getrennt werden können.

Die Auswahl der Kinder erfolgte aufgrund der Beobachtungen bei zwei bereits in Behandlung befindlichen sprachentwicklungsverzögerten Kindern. Es zeigte sich, daß eines der beiden Kinder (Kai) trotz langer und intensiver Behandlung eines Paraschetismus den Laut [ʃ] in der Übungssprache zwar korrekt bilden konnte, ihn jedoch nicht in die Spontansprache übernahm. Hinsichtlich der ZAV ließ dies vermuten, daß er möglicherweise den Laut in der Sprache nicht richtig wahrnehmen konnte. Daher sollten gezielt lautanalytische Übungen eingesetzt werden, um dies zu überprüfen. Das zweite Kind (Tina) zeigte immer wieder Schwierigkeiten in der Speicherung auditiver Stimuli, so daß eine Behandlung der Bereiche „Speicherung" und „Sequenz" sinnvoll erschien. Beide Kinder hatten Schwierigkeiten in der für die Behandlung des jeweils anderen Kindes vorgesehenen Teilfunktion. Aus diesem Grund wurden mit beiden Kindern sowohl Analyse- als auch Speicherungs- und Sequenzfähigkeiten geübt.

Die Durchführung der Therapiephasen geschah bei beiden Kindern in unterschiedlicher Reihenfolge. Die Kinder wurden dem jeweiligen Versuchsdesign aufgrund der Ergebnisse des Vortests t1 zugeordnet, wobei mit der Behandlung der jeweils leichter gestörten Teilfunktion begonnen wurde.

Patientenvorstellung

Kind 1 (Kai)

Kai ist das erste Kind hörgeschädigter Eltern. Dementsprechend ungünstig waren die mit der mangelnden sprachlichen Anregung verbundenen Einflüsse auf die Sprachentwicklung. Während seine etwa 1 ½ Jahre jüngere Schwester, die wie er keine Hörschädigung aufweist, nur geringfügige sprachliche Probleme zeigte (Sigmatismus interdentalis bei myofunktioneller Schluckstörung), kam es bei Kai zu einer deutlichen Sprachentwicklungsverzögerung. Früh wurden von ihm erste Wörter und Zweiwortsätze gesprochen, danach kam es zu einer Stagnation der sprachlichen Entwicklung. Ungünstig haben sich hier evtl. auch Mittelohrentzündungen ausgewirkt, unter denen Kai in der frühen Kindheit litt, die aber nach einer Adenotomie und Parazentese nicht mehr auftraten. Die stato-motorische Entwicklung war unauffällig.

Die sprachlichen Störungen betrafen alle linguistischen Ebenen (phonetisch-phonologisch, semantisch-lexikalisch und morphologisch-syntaktisch). Nach der Erstuntersuchung wurde folgende Diagnose gestellt: Erhebliche Sprachentwicklungsverzögerung mit multipler Dyslalie, eingeschränktem Wortschatz und Dysgrammatismus. Auf phonetisch-phonologischer Ebene zeigten sich ein konstanter Paraschetismus ([ʃ] durch [s] ersetzt), ein konstanter Parachitismus ([ʃ] durch [s] ersetzt), ein inkonstanter Sigmatismus addentalis, eine inkonstante Ersetzung von [d] im Inlaut durch [n] sowie eine Konsonantenverbindungsschwäche. Die phonematische Diskrimination war nicht altersgemäß. Im Therapieverlauf konnte das [ʃ] zwar angebahnt werden, wurde aber trotz intensiver Therapie, verbunden mit phonematischen Diskriminationsübungen, von Kai nicht in die Spontansprache übernommen. Auf semantisch-lexikalischer Ebene war ein nicht altersgemäßer aktiver Wortschatz zu beobachten. Der passive Wortschatz wurde als unauffällig eingeschätzt. Der später durchgeführte Aktive Wortschatztest (AWST) (Kiese, Kozielski, 1979) ergab einen Prozentrang von 7. Morphologisch-syntaktisch gesehen dominierten bei Kai, der zu Beginn der Behandlung 4,0 Jahre alt war, Zweiwortäußerungen. Bei einer ein Jahr später erfolgten Überprüfung der morphologisch-syntaktischen Fähigkeiten entsprachen die beobachteten Äußerungen hinsichtlich der verwendeten Wortarten, Verbflexion, Kasusentwicklung und Verbstellung zum größten Teil der Phase III (statt Phase V) nach Clahsen (Clahsen, 1989; Schrey-Dern, 1990, 1994). Es zeigten sich u. a. ein unflexibler Gebrauch von Konstituenten, vorherrschend mit finaler Verbstellung und eine unzureichende Subjekt-Verb-Kongruenz. Außerdem kam es zu häufigen Auslassungen von Subjekten, Verbelementen und insbesondere Funktionswörtern. Beim Nacherzählen einer Geschichte verwendete Kai maximal Vierwortäußerungen. In der Kommunikation mit den hörgestörten Eltern reduzierte er seine Äußerungslänge immer wieder auf Zwei- bis Dreiwortäußerungen.

Im Frostig-Screening (Lockowandt, 1972) zur Untersuchung der visuellen Verarbeitung traten Schwierigkeiten bei den Übungen zur Visuomotorik und Figur-Grund-Verarbeitung auf. Die Förderung der visuellen Verarbeitung wurde z. T. mit in die Therapie integriert. In einer späteren Überprüfung nach Beendigung der Therapiestudie waren die Leistungen zur visuellen Verarbeitung unauffällig. Der Mann-Zeichen-Test (Ziller, 1970) ergab ein Mann-Zeichen-Alter von 6,5 Jahren bei einem Lebensalter von 5,4 Jahren.

Im Verlauf der Therapie konnten Verbesserungen auf allen linguistischen Ebenen erzielt werden. Zu Beginn der Therapiestudie wurde folgende Diagnose gestellt: Sprachentwicklungsverzögerung mit Einschränkung des aktiven Wortschatzes, Dysgrammatismus (Phase IV statt V mit einer noch unsicheren Verwendung des Kasussystems, fehlerhaften morphologischen Formen sowie einer geringen Variabilität der Äußerungsstrukturen) und partieller Dyslalie in Form eines konstanten Paraschetismus ([ʃ] wurde durch [s] ersetzt) sowie auditiver Verarbeitungsstörungen.

Hinsichtlich der ZAV bestanden Probleme zu diesem Zeitpunkt vor allem in den Bereichen Analyse, auditive Merkspanne und Sequenz. Synthese- und Ergänzungsleistungen waren durchschnittlich.

Die audiologischen Untersuchungen ergaben eine mittelschwere zentrale Hörstörung bei normalem peripherem Hörvermögen. Während das Tonaudiogramm und die Stapediusreflexschwellen unauffällig waren, zeigten sich auffällige Befunde im dichotischen Diskriminationstest und der CERA (Cortical evoked response audiometry).

Aufgrund der Tatsache, daß Kai die geübten Phoneme nur teilweise in die Alltagssprache übernommen hat, schien ein gezieltes Verarbeitungstraining bezüglich der Analysefähigkeiten sinnvoll. Auch im Hinblick auf die morphologisch-syntaktischen Fähigkeiten könnte eine Verbesserung der sprachlichen Fähigkeiten durch ein Verarbeitungstraining erreicht werden (Breuer, Weuffen, 1994). Daher wurde Kai in die Therapiestudie miteinbezogen.

Kind 2 (Tina)

Tina ist das einzige Kind normalhörender Eltern, wobei das soziale Umfeld als sprachlich anregend und unterstützend bezeichnet werden kann.

Sie hatte oft Erkältungen, wobei es jedoch selten zu einer Mittelohrentzündung gekommen sei. Ein seit der Geburt bestehender Sehfehler (Schielen) wurde operativ behoben. Die stato-motorische Entwicklung war leicht auffällig, so daß einige wenige krankengymnastische Behandlungen durchgeführt wurden. Anfängliche Gleichgewichtsprobleme haben sich ohne therapeutische Intervention gegeben.

Bei der Sprachentwicklung fiel auf, daß Tina zwar mit 1 ½ Jahren die ersten Wörter sprach, aber bis zum 3. Lebensjahr auf der Ebene der Einwortsätze verharrte. Bei Beginn der logopädischen Therapie sprach sie in schwer verständlichen Zweiwortäußerungen. Die Erstuntersuchung ergab folgende Diagnose: Erhebliche Sprachentwicklungsverzögerung mit multipler Dyslalie, offenem Näseln, Wortschatzeinschränkung, Dysgrammatismus. Bei den morphologisch-syntaktischen Fähigkeiten fielen wenig variable Äußerungsstrukturen mit vorwiegender Verbfinalstellung auf. Auf phonetisch-phonologischer Ebene wurden die Laute [R] und [x] konstant ausgelassen, [ʃ] und [ç] konstant durch [s] ersetzt. Es bestand eine Konsonantenverbindungsschwäche. Die Vokale wurden z. T. hypernasal gesprochen. Die semantisch-lexikalische Ebene wies einen nicht altersgemäßen aktiven Wortschatz bei unauffälligem passivem Wortschatz auf. In dem zu einem späteren Zeitpunkt durchgeführten Aktiven Wortschatztest (AWST) erreichte Tina mit 44 Punkten einen Prozentrang von 12. Im Verlauf der logopädischen Therapie verbesserte sich der Wortschatz, so daß ein Prozentrang von 46 erzielt wurde. Bei der nach etwa einem Jahr durchgeführten Untersuchung von Morphologie und Syntax konnten die beobachteten Fähigkeiten der Phase (III–) IV nach Clahsen zugeordnet werden. Es lagen fehlerhafte Präpositionalphrasen, mangelnde Verbflexion und z. T. noch Probleme in der Subjekt-Verb-Kongruenz vor. Die Äußerungsstrukturen waren eher einfach und von geringer Variabilität. Der Gebrauch des Kasussystems war unsicher, morphologische Formen fehlerhaft.

Beim Frostig-Screening zur visuellen Verarbeitungsdiagnostik wurden die Aufgaben zur Formkonstanz und Raumlageverarbeitung nicht korrekt gelöst. Auch bei späteren Untersuchungen zeigten sich noch Auffälligkeiten im visuellen Bereich. So konnten die Aufgaben zur Figur-Grund-Unterscheidung, Wahrnehmungs(Form-)konstanz und dem Erfassen räumlicher Beziehungen nicht gelöst werden. Die visuomotorische Koordination sowie das Erkennen der räumlichen Lage waren unauffällig. Der Mann-Zeichen-Test ergab bei einem Lebensalter von 5,0 Jahren ein Mann-Zeichen-Alter von 4,25 Jahren.

Auch bei Tina zeigten sich durch die logopädische Behandlung Leistungs-verbesserungen auf allen linguistischen Ebenen. Viele Laute- und Laut-verbindungen wurden beispielsweise relativ schnell von ihr erlernt und konnten meist gut in die Spontansprache übernommen werden. Am Anfang der Therapie-studie konnte folgende Diagnose gestellt werden: Sprachentwicklungsverzögerung mit partieller Dyslalie (Sigmatismus addentalis-interdentalis bei myofunktioneller Schluckstörung), Dysgrammatismus (Phase IV–V statt V mit zunehmend kon-gruenter Verbflexion, ersten Nebensätzen, aber noch unsicherer Verwendung des Kasussystems und eingeschränkter Komplexität der Äußerungsstrukturen) und auditiven Verarbeitungsstörungen.

Die Überprüfung der ZAV ergab deutlich unterdurchschnittliche Speicher- und Sequenzleistungen, Probleme bei der rhythmischen Diskrimination, gute Leistungen in der phonematischen Diskrimination und der Ergänzung sowie an der Grenze des Normbereiches liegende Synthesefähigkeiten. Audiologisch gesehen lag eine leichte zentrale Fehlhörigkeit bei normalem peripherem Gehör vor. In der CERA zeigte sich bei kurzen Reizfolgezeiten eine leichte Störung der kortikalen Erregungs-Ausbildung. Sprachaudiometrische Verfahren waren aufgrund der deut-lichen Sprachentwicklungsstörung nicht durchführbar.

Da Tina insbesondere im Bereich der auditiven Merkspanne Probleme zeigte und auch ihre Analysefähigkeiten nicht altersgemäß entwickelt waren, wurde sie in die Therapiestudie integriert.

Diagnostik und Art der Auswertung

Speicherung und Sequenz

Im Bereich „Speicherung und Sequenz" wurden das Silben- und das Satzgedächtnis in zwei Untertests als Produktionsaufgabe mittels Vor- und Nachsprechen (ohne Mundbild) überprüft.

Silbengedächtnis

Der Untertest „Silbengedächtnis" bestand aus 20 Aufgaben mit zunehmender An-zahl von Silben (5x2 Silben, 5x3 Silben, 5x4 Silben und 5x5 Silben) (Tab. 3). Dabei orientierte sich die verwendete Silbenzahl an dem im Züricher Lesetest von Lindner und Grissemann (1974) enthaltenen Mottier-Test. Ab einem Alter von 5,0 Jahren sollten Kinder in der Lage sein, eine Reihe von bis zu 5 Silben fehlerfrei nachzu-sprechen.

Tab. 3 Beispiele für die Diagnostik zur „Speicherung und Sequenz von Silben"

Items	Speicherung max. Punktzahl	Sequenz max. Punktzahl
pa - to	2	1
go - ra - te	3	2
ge - po - si - tu	4	3
sa - mi - ro - fo - da	5	4

Nach Welte (1981) unterscheidet der Mottier-Test signifikant zwischen Kindern mit und ohne Dyslalie sowie Kindern mit und ohne Dysgrammatismus. Konsonantenverbindungen wurden jedoch, wie im Originaltest, nicht überprüft. Der Test überprüft gleichzeitig die Lautdiskriminationsfähigkeit und die auditive Speicherung und Sequenz, wodurch die Interpretation der Testergebnisse erschwert wird.

Satzgedächtnis

Ähnlich wie für das Silbengedächtnis wurden auch hier 20 Nachsprechaufgaben mit zunehmendem Schwierigkeitsgrad zusammengestellt (Tab. **4**). Dabei wurden jeweils 4 Sätze à 2, 3, 4, 5 bzw. 6 Wörter zusammengestellt. Auf diese Weise wurde noch eine zahlenmäßig schwierigere Stufe (4 Sätze à 6 Wörter) hinzugefügt. Dies erschien sinnvoll, da das Satzgedächtnis aufgrund des Sinnbezuges und des dadurch möglichen Chunkings leichter erschien als das Silbengedächtnis. Dies spiegelte sich auch in den später zu erläuternden Testergebnissen wider. Das Satzmaterial wurde so erstellt, daß es sich um relativ einfache Satzkonstruktionen handelte, die für die Kinder keine zusätzliche Schwierigkeit bedeuteten. Die darin enthaltenen Wörter orientierten sich am Wortschatz der Kinder. Rückblickend ist zu kritisieren, daß die Grammatikentwicklung bei der Auswahl der Testsätze zu wenig berücksichtigt wurde und bei der Konstruktion der Sätze die Wortanzahl, nicht aber die Silbenanzahl berücksichtigt wurde.

Der Testteil zur „Speicherung und Sequenz" wurde jeweils zuerst durchgeführt. Dabei wurde mit den Aufgaben zum Silbengedächtnis begonnen. Nach einer einleitenden Erklärung wurden die Testitems mit verdecktem Mundbild vorgesprochen. Das Kind wurde dazu aufgefordert, diese jeweils nachzusprechen. Pro Aufgabe war eine einmalige Wiederholung der Items zulässig. Diese konnte auf Wunsch des Kindes geschehen oder wurde vom Untersucher angeboten, wenn bei der ersten Darbietung zu starke Nebengeräusche (z. B. Stimmen außerhalb des Untersuchungsraumes, Telefonklingeln) vorhanden waren, die das Kind ablenkten. Auch wenn nach der ersten Darbietung keine Reaktion des Kindes erfolgte, wurden die Items noch einmal wiederholt. Die Antworten des Kindes wurden direkt vom Untersucher mitprotokolliert. Zusätzlich wurden die Untersuchungen mit einem Kassettenrecorder aufgezeichnet, um bei Unklarheiten die Protokolle noch einmal überprüfen zu können. Die Auswertung der beiden Untertests erfolgte für den Bereich der Sequenz und den der Sequenz vorgeschalteten Bereich der auditiven Speicherung.

Tab. **4**   Beispiele für die Diagnostik zur „Speicherung und Sequenz von Sätzen"

Items	Speicherung max. Punktzahl	Sequenz max. Punktzahl
Tim ruft.	2	1
Der Mond scheint.	3	2
Die Frau kocht Milch.	4	3
Die Kuh steht am Zaun.	5	4
Im Haus ist es ganz still.	6	5

Auswertung der „Speicherung"

Die Bewertungskriterien können der Tabelle **5** entnommen werden. Pro korrekt nachgesprochener/m Silbe/Wort wurde ein Punkt vergeben, so daß sich beispielsweise für eine richtig nachgesprochene Silbenfolge aus drei Silben eine Punktzahl von 3 ergab. Auch hier wurden fehlerhafte und ausgelassene Silben/Wörter gleich behandelt. Die Tabelle **6** zeigt Auswertungsbeispiele.

Die maximale Punktzahl für den Bereich der „Speicherung von Silben in Silbenfolgen" betrug 70 Punkte. Im Bereich der „Speicherung von Wörtern in Sätzen" konnten maximal 80 Punkte erreicht werden.

Tab. **5**   Auswertungstabelle zur „Speicherung"

Punkte	Bewertungskriterien
0	keine Reaktion bzw. keine richtige Silbe/kein richtiges Wort
1	1 richtige/s Silbe/Wort und 1 (oder mehrere) Silben/Wörter fehlerhaft oder ausgelassen
2	2 richtige Silben/Wörter und 1 (oder mehrere) Silben/Wörter fehlerhaft oder ausgelassen
3	3 richtige Silben/Wörter und 1 (oder mehrere) Silben/Wörter fehlerhaft oder ausgelassen
4	4 richtige Silben/Wörter und 1 Silbe/Wort fehlerhaft oder ausgelassen
5	5 richtige Silben/Wörter

Tab. **6**   Beispiele für die Auswertung im Bereich „Speicherung"

Zielitem	Antwort	Punktzahl – Speicherung
Silben		
go - ra - te	go - ra - te	3
	go - ra - -	2
	go - ra - te - ma	3
	- - ra - te	2
	go - - - te	2
Sätze		
Der Mond scheint.	Der Mond scheint.	3
	Der Mond - .	2
	Der Mond scheint hell.	3
	- Mond scheint.	2
	Der - scheint.	2

Auswertung der „Sequenz"

Hierbei wurden korrekte Silben-/Wortfolgen mit jeweils einem Punkt bewertet (Tab. **7**). Ein/e korrekt nachgesprochene/r Silbe/Satz aus vier Silben/Wörtern erhielt folglich die Punktzahl 3. Es wurde in der Punktwertung kein Unterschied zwischen fehlerhaften und ausgelassenen Silben/Wörtern gemacht. Dadurch ergeben sich allerdings auch unterschiedliche Punktzahlen je nach Position der/s fehlerhaft gesprochenen bzw. ausgelassenen Silbe/Wortes, wie die Beispiele in Tabelle **8** verdeutlichen.

Im Bereich „Sequenz von Silben in Silbenfolgen" konnten insgesamt maximal 50 Punkte erreicht werden. Für die „Sequenz von Wörtern in Sätzen" gab es maximal 60 Punkte.

Tab. 7   Auswertungstabelle zur „Sequenz"

Punkte	Bewertungskriterien
0	keine Reaktion bzw. keine richtige Silbenfolge/Wortfolge
1	1 richtige Silbenfolge/Wortfolge und 1 (oder mehrere) Silben/Wörter fehlerhaft oder ausgelassen
2	2 richtige Silbenfolgen/Wortfolgen und 1 (oder mehrere) Silben/Wörter fehlerhaft oder ausgelassen
3	3 richtige Silbenfolgen/Wortfolgen und 1 (oder mehrere) Silben/Wörter fehlerhaft oder ausgelassen
4	4 richtige Silbenfolgen/Wortfolgen und 1 Silbe/Wort fehlerhaft oder ausgelassen

Tab. 8   Beispiele für die Auswertung im Bereich „Sequenz"

Zielitem	Antwort	Punktzahl – Sequenz
Silben		
go - ra - te	go - ra - te	2
	go - ra - -	1
	go - ra - te - ma	2
	- - ra - te	1
	go - - - te	0
Sätze		
Der Mond scheint.	Der Mond scheint.	2
	Der Mond - .	1
	Der Mond scheint hell.	2
	- Mond scheint.	1
	Der - scheint.	0

Analyse

Zur Untersuchung der Analysefähigkeiten wurden die Untertests „Lautidentifikation" und „Positionsbestimmung" durchgeführt.

Lautidentifikation

In diesem Untertest wurden den Kindern 2x12 Wörter vorgesprochen, die jeweils ein Frikativ enthielten. Die Kinder sollten bei den ersten 12 Wörtern angeben, in welchem der Wörter ein [ʃ] vorkam. Bei der zweiten Gruppe von 12 Wörtern war zu entscheiden, ob ein [f] im Wort enthalten war. Dabei kamen die Ziellaute, die ohne Mundbild vorgesprochen wurden, im An-, In- oder Auslaut vor und waren in der Hälfte der Wörter enthalten, so daß sich eine Ratewahrscheinlichkeit von 50% ergab. Die Position der Laute im Wort mußte hierbei nicht bestimmt werden.

Positionsbestimmung

Bei den Items zur Positionsbestimmung sollten die Kinder angeben, ob sich der Ziellaut (12x [ʃ] und 12x [f]) im An- oder Auslaut des vorgesprochenen Wortes befand. Auch hier existierte wieder eine Ratewahrscheinlichkeit von 50%.

Der Testteil zur „Analyse" bildete den jeweils zweiten Teil der Testsitzung. Zu Beginn wurde die Aufgabenstellung anhand von zwei nicht im Test enthaltenen Übungsbeispielen verdeutlicht. Danach wurden die Testitems mit verdecktem Mundbild vorgesprochen. Das Kind sollte im ersten Untertest dieses Testteils bestimmen, ob der zuvor genannte Laut im vorgesprochenen Wort enthalten war oder nicht. Im Untertest zur Positionsbestimmung wurde es dazu aufgefordert, die Position des genannten Lautes im Wort anzugeben. Pro Item war wiederum eine einmalige Wiederholung zulässig. Die Antworten des Kindes wurden direkt vom Untersucher mitprotokolliert. Da es sich lediglich um ja/nein-Aufgaben handelte, wurde auf eine zusätzliche Aufnahme mit einem Kassettenrecorder verzichtet.

Die Antworten wurden mit richtig/falsch bewertet. Jede richtige Antwort erhielt einen Punkt, so daß insgesamt in jedem Untertest 24 Punkte erzielt werden konnten.

In der Behandlung der Kinder wurden die gesamten Testitems nicht verwendet. Im Bereich „Speicherung und Sequenz" wurden sowohl das Silben- als auch das Satzgedächtnis geübt. Bei der Behandlung der Analysefähigkeiten wurden nur Wörter mit [ʃ], nicht aber Wörter mit [f] geübt, so daß die Testitems mit [f] Hinweise auf einen möglichen Generalisierungseffekt geben.

Behandlungsmethoden und -verlauf

Beide Kinder wurden in den Bereichen „Speicherung und Sequenz" und „Analyse" behandelt. Die Therapiephasen beinhalteten je 7 Therapiestunden, in denen etwa 30 Minuten lang Übungen zur Verbesserung der auditiven Verarbeitung durchgeführt wurden. Dabei orientierten sich die konkreten Therapieinhalte an den individuellen Leistungen der Kinder.

Zur Verbesserung der auditiven Gedächtnisleistungen bezüglich der Funktionen Speicherung und Sequenz wurden das Silben- und das Satzgedächtnis trainiert. Die Übungen orientierten sich an dem im Anhang vorgestellten Therapiekonzept für die sprachliche Ebene der Bereiche Speicherung und Sequenz. Der Schwerpunkt lag dabei auf den Übungen 3–10. Die Übungsinhalte wurden in spielerische Übungsabläufe integriert. Die therapeutischen Interventionen richteten sich nach den dazugehörenden Hilfensystemen.

Im Bereich Analyse wurden die Übungen (1–9) zur sprachlichen Ebene bezüglich der Lautidentifikation und Positionsbestimmung von Lauten in Wörtern durchgeführt. Auch hier wurden die Übungen in spielerischer Form durchgeführt, und Therapieinterventionen erfolgten entsprechend des Hilfensystems.

Zur Beurteilung des Behandlungsverlaufes wurden in jeder Therapiesitzung die Antworten der Kinder notiert und im Anschluß an die Behandlung ausgewertet. Erreichten die Kinder ein Leistungsniveau von etwa 90 % in der jeweiligen Übung, so wurde in der darauffolgenden Stunde zur nächsthöheren Übungsstufe übergegangen.

Behandlungsverlauf bei Kind 1 (Kai)

In der ersten Therapiephase wurde bei Kai mit der Behandlung des Bereiches Analyse begonnen. In den ersten beiden Behandlungsstunden konzentrierten sich die Übungen auf die Verbesserung der Lautidentifikation. Es wurden 6–8 Wörter mit und ohne [ʃ], welches im An-, In- oder Auslaut vorkommen konnte, geübt. Dabei gelang es Kai, in über 90 % der Fälle die Aufgabe richtig zu lösen. Aus diesem Grund wurde ab der dritten Therapieeinheit mit Übungen zur Positionsbestimmung fortgefahren. Auch hier wurden jeweils 6–8 Wörter mit [ʃ] im An- oder Auslaut pro Stunde geübt. In den Stunden 3–5 konnte Kai lediglich bis zu 75 % der Lautpositionen im Wort richtig bestimmen. Die Leistungsverbesserungen auf über 90 % (Stunde 6+7) konnten nur mit visueller Hilfestellung in Form des Schriftbildes erreicht werden und führten nicht zu einer nachhaltigen Verbesserung der auditiven Leistungen.

Kai zeigte sich in der ersten Therapiephase sehr unterschiedlich motiviert. Dementsprechend schwankte auch das Therapieergebnis. Die Lautidentifikation wurde von ihm bereits zu Beginn der Behandlungsphase recht gut beherrscht. Die ansatzweisen Verbesserungen im Bereich der Positionsbestimmung konnten durch die später zu erläuternden Testergebnisse nicht bestätigt werden. Besonders hervorzuheben ist die Beobachtung, daß Kai, der trotz intensiver Übungen bis zu Beginn der Therapiestudie den Laut [ʃ] nicht in die Spontansprache übernommen hatte, seit der fünften Behandlungsstunde den Laut nahezu konstant in der Spontansprache einsetzt.

Die zweite Behandlungsphase beinhaltete Übungen zur Speicherung und Sequenz auditiver Stimuli. In den ersten vier Behandlungsstunden stand die Verbesserung des Satzgedächtnisses im Vordergrund. Dabei wurden jeweils 10–12 Sätze à 5–6 Wörter pro Therapieeinheit geübt. Die Leistungen im Bereich der Speicherung lagen in der dritten und vierten Stunde bereits bei über 90 %. In den Sequenzleistungen wurden ca. 86 % erreicht. Obwohl die Leistungen damit nicht ganz die 90 %-Stufe erreichten, lag der Schwerpunkt in den folgenden zwei Therapieeinheiten auf der Verbesserung des Silbengedächtnisses. Geübt wurden je 12 Silbenfolgen à 2–4 Silben. Hier erzielte Kai in der Speicherung eine Leistung von etwa 80 % und in der Sequenz eine Leistung von fast 67 %. In der letzten Behandlungsstunde dieser Therapiephase wurden noch einmal 10 Sätze à 6 Wörter zum Satzgedächtnis trainiert, um sicherzustellen, daß die in der Anfangsphase erreichten Leistungen auf dem bereits erzielten Niveau gehalten werden konnten.

Behandlungsverlauf bei Kind 2 (Tina)

Bei Tina wurde mit der Behandlung von Speicherung und Sequenz begonnen. In der Annahme, daß eine Vorbereitung auf die sprachliche Ebene durch Übungen im Bereich der außersprachlichen Ebene sinnvoll sein könnte, wurden in der ersten Behandlungseinheit je 5 Geräuschfolgen von 2 bzw. 3 Items geübt. Im Anschluß daran standen Übungen zum Silbengedächtnis (je 5 Silbenfolgen von 2 bzw. 3 Silben) im Mittelpunkt der ersten Behandlungsstunde. Da diese Übungen aber aufgrund der schlechten Leistungen des Kindes (50–60 % korrekt) als zu schwierig erschienen, wurde in der folgenden Stunde auf Übungen zum Satzgedächtnis übergegangen. Hier gelang es Tina bereits in der ersten Übungseinheit zum Satzgedächtnis in der Speicherung eine Leistung von mehr als 95 % und im Bereich der Sequenz eine Leistung von knapp 89 % zu erreichen. Aufgrund dieser recht guten Leistungen wurde in den nächsten drei Behandlungsstunden jeweils zwischen Übungen zum Silben- bzw. Satzgedächtnis variiert. Dabei konnten bei der Speicherung von Silbenfolgen Leistungen von etwa 70–75 % und bei der Sequenz von Silbenfolgen Leistungen von 32–55 % beobachtet werden. Den Abschluß dieser Behandlungsphase bildeten zwei Therapieeinheiten mit dem Schwerpunkt Satzgedächtnis. Tina konnte dabei in etwa das in der zweiten Therapiestunde erreichte Leistungsniveau halten, obwohl die Übungen selbst schwieriger gestaltet wurden, da es sich um insgesamt längere Sätze handelte.

Tina arbeitet in dieser Therapiephase durchgehend gut und konzentriert mit. Der Einstieg über den außersprachlichen Bereich erschien ungeeignet, da die geforderten Leistungen zu abstrakt waren. Die Silbenfolgen waren am Anfang für Tina recht schwierig, später zeigte sie dabei in der Therapie Fortschritte. Teilweise war sie durch die spielerische Durchführung der Übungen so motiviert, daß sie diese freiwillig noch einmal durchführte.

Die Teilfunktion Analyse bildete den Inhalt der zweiten Therapiephase. Da bei Kai bereits Vorerfahrungen zur Einzellautdiskrimination bestanden, wurde in der ersten Therapiestunde bei Tina eine vorbereitende Übung zur Diskrimination von Einzellauten durchgeführt. Dabei sollte sie bei 16 Items bestimmen, ob es sich bei dem vorgesprochenen Laut um ein [ʃ] handelte oder nicht. Da ihr dies bei allen Items gelang, stand ab der zweiten Stunde die Lautidentifikation von [ʃ] im An-, In- und Auslaut von Wörtern im Mittelpunkt. In der zweiten bis vierten Behandlungsstunde wurden jeweils 12–14 Wörter geübt. Die Lautidentifikationsleistung verbesserte sich bis zur vierten Therapieeinheit auf über 90 %. In den letzten drei Therapiestunden dieser Behandlungsphase wurde daher die Positionsbestimmung von Lauten im Wortan- bzw. -auslaut geübt. Hier schwankten die Leistungen allerdings, so daß insgesamt nur von Zufallsergebnissen ausgegangen werden kann. Auch eine Einbeziehung von visuellen Hilfen (Schriftbild) brachte keinen Fortschritt für die auditiven Leistungen.

Obwohl Tina gut mitarbeitete, gelang es ihr nicht, sich deutlich zu verbessern. Die Lautidentifikation fiel ihr leichter als die Positionsbestimmung. Sie gab z. T. selbst an, bei einigen Übungen nur geraten zu haben. Auch hier werden die Therapieverlaufsergebnisse wieder in Form von Tabellen zusammengefaßt.

Ergebnisse und Diskussion

Ergebnisse der Diagnostik (t1–t3)

Ergebnisse im Bereich „Speicherung und Sequenz"

Die Ergebnisse des Bereiches „Speicherung und Sequenz" wurden mit dem Randomisierungstest für das verbundene und unverbundene Zweistichprobenproblem (Pitman-Test) ausgewertet. Dabei zeigten sich sowohl signifikante Verbesserungen der einzelnen Kinder (Tab. **9** u. **12**) als auch signifikante Unterschiede zwischen beiden Kindern (Abb. **14** u. **15**), die im folgenden näher erläutert werden sollen. Der Randomisierungstest nach Edgington für den einfaktoriellen Zufallsplan, angewendet auf die Leistungen je Testzeitpunkt, ergab zudem einen signifikanten Einfluß der Wortanzahl auf die Ergebnisse im Satzgedächtnis. Je mehr Wörter ein Satz enthielt, desto mehr Punkte wurden erzielt.

Beim Silbengedächtnis waren die Leistungen weitgehend unabhängig von der Aufgabenlänge. Die Leistungen im Satzgedächtnis waren trotz höherer Itemanzahl der Aufgaben durchgängig besser als die Leistungen im Silbengedächtnis.

Kind 1 (Kai)

Die Behandlung des Bereiches „Speicherung und Sequenz" fand bei Kai in der zweiten Therapiephase, also zwischen dem Zwischen- (t2) und Nachtest (t3), statt. Die insgesamt erzielten Ergebnisse sind in Tabelle **9** zusammengefaßt. Bei der einseitigen Testung mit dem Randomisierungstest für das verbundene Zweistichprobenproblem zeigten sich signifikante Verbesserungen mit p < .05 in allen Bereichen über die gesamte Dauer der Therapiestudie (t1–t3). Besonders deutlich waren die Verbesserungen im Bereich des Silbengedächtnisses direkt nach der gezielten Behandlung dieser Funktion. Dies drückt sich im Unterschied zwischen dem Zwischen- und Nachtest aus. Es kommt zu keinen signifikanten Leistungsverbesserungen zwischen den Testzeitpunkten, in denen keine spezifische Behandlung stattfand (t1–t2). Die p-Werte sind in Tabelle **10** aufgelistet. Die Zellen mit signifikanten Ergebnissen wurden grau unterlegt. Das Nachtestergebnis (t3) zur Speicherung im Satzgedächtnis kann als Deckeneffekt (Tab. **11**) bezeichnet werden. Von einem Deckeneffekt wird hier gesprochen, wenn die erzielte Punktzahl so groß ist, daß nach dem Binomialmodell davon ausgegangen werden muß, daß die Lösungswahrscheinlichkeit mit 95 % Konfidenz größer als .95 ist. Bei dieser Festlegung wurde vereinfachend angenommen, daß 20 Aufgaben mit einer mehrstufigen Bewertung genauso behandelt werden wie z. B. 80 Aufgaben mit jeweils richtig/falsch-Bewertung (Klauer, 1987). Es ergeben sich somit für Kai signifikante Leistungsverbesserungen in allen Bereichen, wobei die deutlichsten Verbesserungen im Test zum Silbengedächtnis zu beobachten sind.

Tab. 9   Erzielte Punktwerte im Bereich „Speicherung und Sequenz" für Kai bei einer Ratewahrscheinlichkeit von 0 % (Produktionsaufgabe)

Test	Silben (20 Aufgaben)		Sätze (20 Aufgaben)	
	Speicherung (max. 70 Pkt.)	Sequenz (max. 50 Pkt.)	Speicherung (max. 80 Pkt.)	Sequenz (max. 60 Pkt.)
t1	37	15	68	42
t2	43	20	70	45
t3**	55	29	74	51

* significante Verbesserungen (p < .05)
** Test nach Therapie im Bereich „Speicherung und Sequenz"

Tab. 10   Einseitige p-Werte im Bereich „Speicherung und Sequenz" für Kai

Test Teilfunktion	Silben Speicherung	Sequenz	Sätze Speicherung	Sequenz
t1 – t2	.1973	.2305	.3750	.3125
t2 – t3	.0318	.0274	.1563	.1563
t1 – t3	.0033	.0027	.0157	.0157

☐ signifikante Werte (p < .05)

Tab. 11   Deckeneffekte im Bereich „Speicherung und Sequenz" für Kai bei einer Ratewahrscheinlichkeit von 0 % (Produktionsaufgabe)

Test	Silben (20 Aufgaben)		Sätze (20 Aufgaben)	
Teilfunktion	Speicherung (max. 70 Pkt.)	Sequenz (max. 50 Pkt.)	Speicherung (max. 80 Pkt.)	Sequenz (max. 60 Pkt.)
t1	37	15	68	42
t2	43	20	70	45
t3*	55	29	74	51

▭ Deckeneffekte
* Test nach Therapie im Bereich „Speicherung und Sequenz"

Kind 2 (Tina)

Tina wurde bereits in der ersten Therapiephase zwischen dem Vor- (t1) und Zwischentest (t2) im Bereich „Speicherung und Sequenz" behandelt. Die Tabelle **12**
enthält die entsprechenden Testergebnisse. Im Test zum Silbengedächtnis zeigen
sich weder nach der Therapie zwischen dem Vor- und Zwischentest noch über die
gesamte Dauer der Therapiestudie hinweg signifikanten Leistungsverbesserungen.
Im Satzgedächtnis kommt es zu signifikanten Verbesserungen direkt nach der Therapie. Diese Leistung kann als Punktwert im wesentlichen bis zum Nachtest gehalten werden, zeigt sich hier aber nicht mehr in der statistischen Bewertung. Der p-
Wert zur Sequenz von Sätzen für den Vor- und Nachtest (t1–t3) in Tabelle **13** deutet
jedoch an, daß hier ein nahezu signifikantes Ergebnis erreicht wurde. Die Tabelle **14**
zeigt, daß Tina im Test zum Satzgedächtnis bereits beim zweiten Test Deckeneffekte erreicht hat, die sich für den Bereich der Speicherung auch beim Nachtest
nachweisen lassen. Insgesamt werden im Satzgedächtnistest nach spezifischer Therapie gute Ergebnisse erzielt. Die Leistungen im Silbengedächtnis verbessern sich
nicht.

Tab. 12   Erzielte Punktwerte im Bereich „Speicherung und Sequenz" für Tina bei einer
Ratewahrscheinlichkeit von 0 % (Produktionsaufgabe)

Test	Silben (20 Aufgaben)		Sätze (20 Aufgaben)	
	Speicherung (max. 70 Pkt.)	Sequenz (max. 50 Pkt.)	Speicherung (max. 80 Pkt.)	Sequenz (max. 60 Pkt.)
t1	25	5	60 ⌐	41 ⌐
t2**	23	7	77 ⌐*	54 ⌐*
t3	27	8	76	52

*   signifikante Verbesserungen (p < .05)
**   Test nach Therapie im Bereich „Speicherung und Sequenz"

Tab. **13**   Einseitige p-Werte im Bereich „Speicherung und Sequenz" für Tina

Test	Silben		Sätze	
Teilfunktion	Speicherung	Sequenz	Speicherung	Sequenz
t1 – t2	.4102	.3438	.0313	.0157
t2 – t3	.2158	.5000	.5000	.3750
t1 – t3	.4134	.2266	.1328	.0547

▢ signifikante Werte (p < .05)

Tab. **14**   Deckeneffekte im Bereich „Speicherung und Sequenz" für Tina bei einer Ratewahrscheinlichkeit von 0 % (Produktionsaufgabe)

Test	Silben (20 Aufgaben)		Sätze (20 Aufgaben)	
Teilfunktion	Speicherung (max. 70 Pkt.)	Sequenz (max. 50 Pkt.)	Speicherung (max. 80 Pkt.)	Sequenz (max. 60 Pkt.)
t1	25	5	60	41
t2*	23	7	77	54
t3	27	8	76	52

▢ Deckeneffekte
* Test nach Therapie im Bereich „Speicherung und Sequenz"

Interindividuelle Unterschiede

Die interindividuellen Unterschiede im Bereich „Speicherung und Sequenz" wurden mit Hilfe des Randomisierungstests für das unverbundene Zweistichprobenproblem ausgewertet. Zur Verdeutlichung wurden die Testergebnisse in Grafiken übertragen. Zunächst sollen die Ergebnisse zum Silbengedächtnis verglichen werden.

Die Abbildungen **14** und **15** zeigen die Ergebnisse beider Kinder im Test zum Silbengedächtnis in allen drei Tests. Sowohl in der Speicherung als auch in der Sequenz gibt es signifikante Unterschiede zwischen beiden Kindern bezüglich ihrer Leistungen im Zwischen- und Nachtest. Kai ist dabei immer signifikant besser als Tina. Im Bereich des Satzgedächtnisses gibt es solche Unterschiede nicht, wie die Abbildungen **16** und **17** verdeutlichen. Tabelle **15** enthält die ermittelten p-Werte.

Insgesamt kann davon ausgegangen werden, daß die Therapie unterschiedlich effektiv war. Kai hat sich vor allem im Silbengedächtnis über den gesamten Zeitraum hin überzufällig stark verbessert. Die Therapie war bei ihm in diesem Bereich also effektiv, bei Tina nicht. Im Satzgedächtnis kommt es zu vergleichbaren Leistungsverbesserungen beider Kinder.

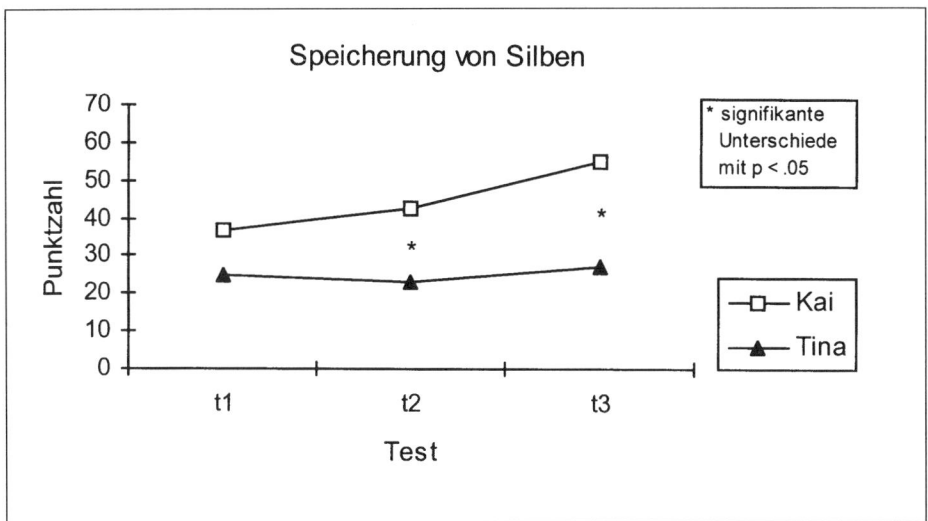

Abb. **14** Vergleich der Testergebnisse beider Kinder im Bereich
„Speicherung von Silben"

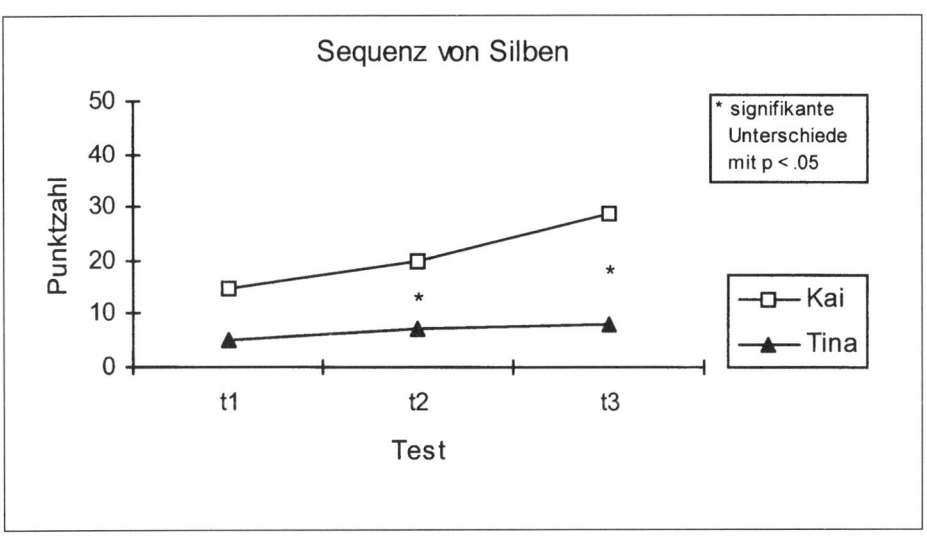

Abb. **15** Vergleich der Testergebnisse beider Kinder im Bereich „Sequenz von Silben"

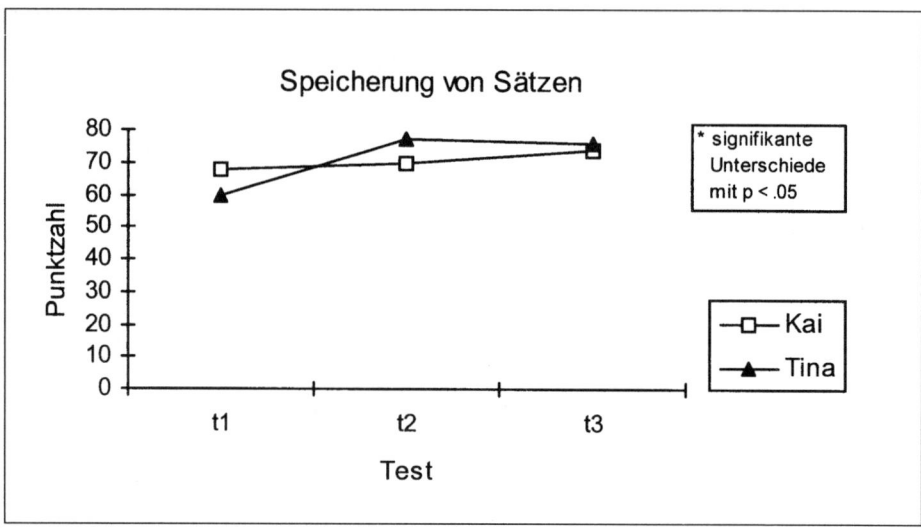

Abb. **16** Vergleich der Testergebnisse beider Kinder im Bereich
„Speicherung von Sätzen"

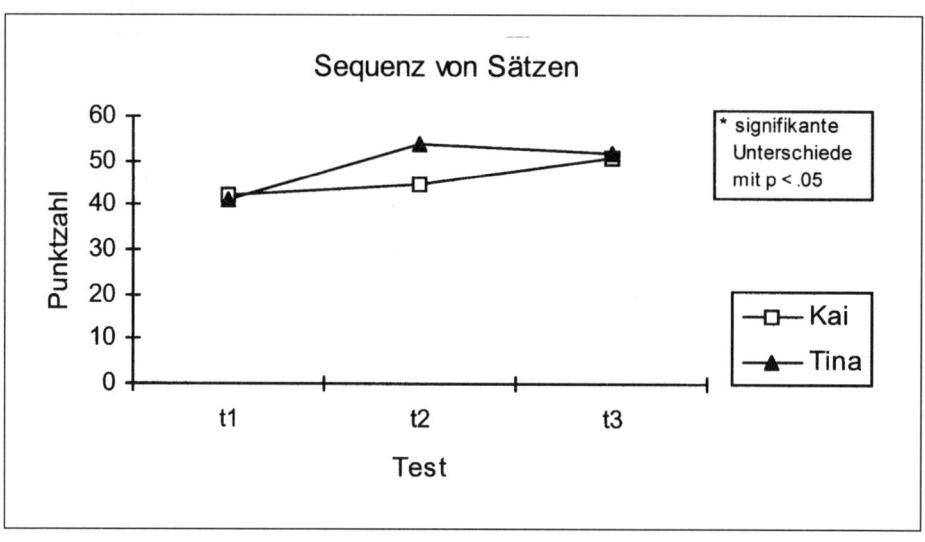

Abb. **17** Vergleich der Testergebnisse beider Kinder im Bereich „Sequenz von Sätzen"

Tab. **15**   P-Werte zum Vergleich der Testergebnisse beider Kinder im Bereich „Speicherung und Sequenz"

Test	Silben		Sätze	
Teilfunktion	Speicherung	Sequenz	Speicherung	Sequenz
t1	.0760	.0537	.8923	1.000
t2	.0040	.0098	.4351	.2762
t3	.0000	.0000	.9008	1.000

☐ signifikante Unterschiede

Ergebnisse im Bereich „Analyse"

Die Auswertung des Bereiches der „Analyse" erfolgte mit dem exakten (einseitigen) McNemar-Test. Auch hier gab es intraindividuell signifikante Leistungsverbesserungen sowie interindividuell signifikante Unterschiede. Nach dem Binomialmodell von Klauer (1987) wird jedoch selten eine Kriteriumswahrscheinlichkeit von 95 % erreicht.

Kind 1 (Kai)

In der ersten Therapiephase zwischen dem Vor- und Zwischentest wurden Übungen zur Lautidentifikation und Positionsbestimmung von [ʃ] in Wörtern geübt. Die signifikanten Leistungsverbesserungen lassen sich in Tabelle **16** ablesen. Im Bereich der Lautidentifikation traten keine signifikanten Verbesserungen auf. Die Gesamtleistung der Positionsbestimmung und die Positionsbestimmung von [ʃ] in Wörtern verbesserten sich signifikant über die gesamte Dauer der Therapiestudie hinweg (t1–t3). Die Tabelle **17** enthält die dabei zu berücksichtigenden p-Werte.

Es konnten somit keine signifikanten Verbesserungen direkt nach Durchführung der spezifischen Behandlung zwischen dem Vor- und Zwischentest beobachtet werden. Die erzielten Ergebnisse im Bereich der Lautidentifikation sind aber bereits von Anfang an als gut zu bezeichnen, da in allen Fällen nach dem Modell von Klauer (1987) eine Kriteriumswahrscheinlichkeit von mindestens 90 % erreicht wird. Die Tabelle **18** zeigt das Leistungsniveau bezüglich der Kriteriumswahrscheinlichkeit. Die Werte in den hellgrau unterlegten Feldern entsprechen einer Kriteriumswahrscheinlichkeit von 90 %, d. h., es wurden mindestens 8 von 12 Punkten bzw. mindestens 18 von 24 Punkten erreicht. Die dunkelgrauen Zellen enthalten die Werte, die mit einer Kriteriumswahrscheinlichkeit von 95 % kompatibel sind (mindestens 10 von 12 bzw. 20 von 24 Punkten). Erst bei einer Kriteriumswahrscheinlichkeit von 95 % kann von einem Beherrschen der Leistung gesprochen werden.

Kai beherrscht insofern lediglich die Lautidentifikation von [ʃ] in Wörtern, die mit ihm in der ersten Therapiephase geübt wurden. Sowohl in der Lautidentifikation von [f] als auch der Lautidentifikation insgesamt überwiegt eine Kriteriumswahrscheinlichkeit von 90 %. Die Werte zur Positionsbestimmung von Lauten in Wörtern liegen erst im Nachtest über einem Niveau von 90 % Kriteriumswahrscheinlichkeit.

Tab. **16** Erzielte Punktwerte im Bereich „Analyse" für Kai bei einer Ratewahrscheinlichkeit von 50 %

Test	Lautidentifikation (24 Items)			Positionsbestimmung (24 Items)		
	insgesamt (24 Items)	[ʃ] (12 Items)	[f] (12 Items)	insgesamt (24 Items)	[ʃ] (12 Items)	[f] (12 Items)
t1	19	9	10	11 ⎤	5 ⎤	6
t2**	19	10	9	16 ⎥*	7 ⎥*	9
t3	18	10	8	18 ⎦	10 ⎦	8

* signifikante Ergebnisse
** Test nach Therapie im Bereich „Analyse "

Tab. **17** P-Werte im Bereich „Analyse" bei Kai

Test	Lautidentifikation (24 Items)			Positionsbestimmung (24 Items)		
	insgesamt	[ʃ]	[f]	insgesamt	[ʃ]	[f]
t1 – t2	–	–	–	–	–	–
t2 – t3	–	–	–	–	–	–
t1 – t3	–	–	–	< .10	< .10	–

Tab. **18** Testergebnisse (erzielter Punktwert / % korrekt) im Bereich „Analyse" für Kai unter Berücksichtigung der Kriteriumswahrscheinlichkeit bei einer Ratewahrscheinlichkeit von 50 %

Test	Lautidentifikation (24 Items)			Positionsbestimmung (24 Items)		
	insgesamt (24 Items)	[ʃ] (12 Items)	[f] (12 Items)	insgesamt (24 Items)	[ʃ] (12 Items)	[f] (12 Items)
t1	19 (79 %)	9 (75 %)	10 (83 %)	11 (46 %)	5 (42 %)	6 (50 %)
t2**	19 (79 %)	10 (83 %)	9 (75 %)	16 (67 %)	7 (58 %)	9 (75 %)
t3	18 (75 %)	10 (83 %)	8 (67 %)	18 (75 %)	10 (83 %)	8 (67 %)

** Test nach Therapie im Bereich „Analyse"
☐ 90 % Kriteriumswahrscheinlichkeit
■ 95 % Kriteriumswahrscheinlichkeit

Kind 2 (Tina)

Die analytischen Fähigkeiten zur Lautidentifikation und Positionsbestimmung wurden bei Tina in der zweiten Therapiephase behandelt. Im Bereich der Lautidentifikation zeigen sich weder über die Dauer der Therapiestudie hinweg noch nach spezifischer Behandlung dieser Fähigkeit signifikante Leistungsverbesserungen. Bei der Positionsbestimmung von [ʃ] in Wörtern sowie der Positionsbestimmung insgesamt (Tab. **19**) sind signifikante Verbesserungen dort zu beobachten, wo die spezifische Therapie stattgefunden hat, also zwischen dem Zwischentest und dem Nachtest. Signifikante Leistungsverbesserungen über die Zeit der Therapiestudie hinweg gibt es im Bereich der Positionsbestimmung nicht. Tabelle **20** beinhaltet die p-Werte bezüglich der Verbesserungen im Bereich der Positionsbestimmung. Tina erreicht zu keinem Testzeitpunkt ein Leistungsniveau von 95 % Kriteriumswahrscheinlichkeit (Tab. **21**). Im Nachtest (t3) wird bei der Positionsbestimmung von [ʃ] und [f] jeweils eine Kriteriumswahrscheinlichkeit von 90 % erzielt. Ein Beherrschen der Leistung liegt somit nicht vor.

Tab. **19**   Erzielte Punktwerte im Bereich „Analyse" für Tina bei einer Ratewahrscheinlichkeit von 50 %

Test	Lautidentifikation (24 Items)			Positionsbestimmung (24 Items)		
	insgesamt (24 Items)	[ʃ] (12 Items)	[f] (12 Items)	insgesamt (24 Items)	[ʃ] (12 Items)	[f] (12 Items)
t1	12	6	6	13	6	7
t2	13	6	7	9 ⎤*	4 ⎤*	5
t3**	12	6	6	17 ⎦	9 ⎦	8

*   signifikante Ergebnisse
** Test nach Therapie im Bereich „Analyse"

Tab. **20**   P-Werte im Bereich „Analyse" bei Tina

Test	Lautidentifikation (24 Items)			Positionsbestimmung (24 Items)		
	insgesamt	[ʃ]	[f]	insgesamt	[ʃ]	[f]
t1 – t2	–	–	–	–	–	–
t2 – t3	–	–	–	< .5	< .5	–
t1 – t3	–	–	–	–	–	–

Tab. **21** Testergebnisse (erzielter Punktwert / % korrekt) im Bereich „Analyse" für Tina unter Berücksichtigung der Kriteriumswahrscheinlichkeit bei einer Ratewahrscheinlichkeit von 50 %

Test	Lautidentifikation (24 Items)			Positionsbestimmung (24 Items)		
	insgesamt (24 Items)	[ʃ] (12 Items)	[f] (12 Items)	insgesamt (24 Items)	[ʃ] (12 Items)	[f] (12 Items)
t1	12 (50 %)	6 (50 %)	6 (50 %)	13 (54 %)	6 (50 %)	7 (58 %)
t2	13 (54 %)	6 (50 %)	7 (58 %)	9 (38 %)	4 (33 %)	5 (42 %)
t3**	12 (50 %)	6 (50 %)	6 (50 %)	17 (71 %)	9 (75 %)	8 (67 %)

** Test nach Therapie im Bereich „Analyse"
▢ 90 % Kriteriumswahrscheinlichkeit
▨ 95 % Kriteriumswahrscheinlichkeit

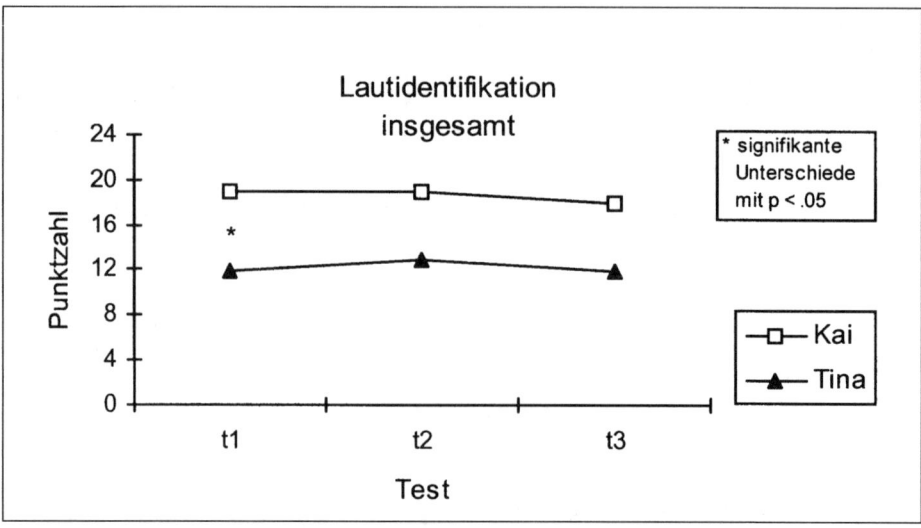

Abb. **18** Vergleich der Testergebnisse beider Kinder im Bereich „Analyse –
Lautidentifikation"

Interindividuelle Unterschiede

Die Berechnung mit dem exakten Fisher-Test ergab signifikante Unterschiede zwischen den Testergebnissen beider Kinder zu zwei verschiedenen Testzeitpunkten. Im Bereich der Lautidentifikation insgesamt (Abb. **18**) sind die Leistungen der Kinder initial (t1) unterschiedlich. Kai ist signifikant besser als Tina. Auch bei der Positionsbestimmung insgesamt (Abb. **19**) zeigt Kai im Zwischentest (t2) signifikant bessere Leistungen. In den einzelnen Bereichen der Lautidentifikation und Positionsbestimmung zu den Lauten [ʃ] und [f] waren die Unterschiede nicht signifikant. Die Tabelle **22** zeigt die entsprechenden p-Werte.

Tab. **22**   P-Werte zum Vergleich beider Kinder im Bereich „Analyse"

Test	Lautidentifikation			Positionsbestimmung		
	insgesamt	[ʃ]	[f]	insgesamt	[ʃ]	[f]
t1	.0344	.2002	.0965	.3866	.5000	.5000
t2	.0623	.0965	.3334	.0410	.2068	.1069
t3	.0675	.0965	.3401	.5000	.5000	.6666

▢ signifikante Werte (p < .05)

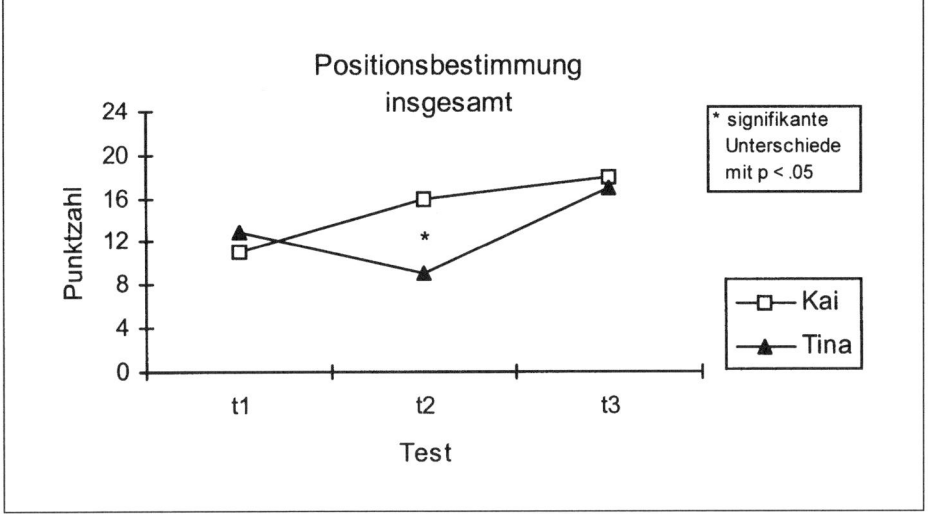

Abb. **19** Vergleich der Testergebnisse beider Kinder im Bereich „Analyse –
Positionsbestimmung"

Diskussion

Die Ergebnisse der Therapiestudie zeigen, daß es sowohl signifikante intra-
individuelle Leistungsverbesserungen als auch interindividuelle Leistungsunterschiede bei der spezifischen Behandlung der ZAV gibt.

Die Art und das Ausmaß dieser Verbesserungen und Unterschiede sowie mögliche Ursachen für Leistungszunahmen oder -stagnationen sollen in diesem
Abschnitt diskutiert werden.

Intraindividuelle Leistungsverbesserungen

In beiden Test- bzw. Behandlungsbereichen konnten bei beiden Kindern signifikante Leistungsverbesserungen beobachtet werden. Dabei waren die Verbesserungen bei Kai deutlich höher und stabiler als bei Tina.

Kind 1 (Kai)

Im Bereich der „Speicherung und Sequenz", der bei Kai in der zweiten Therapiephase behandelt wurde, konnte er sich vor allem in seinen Leistungen zum Silbengedächtnis signifikant verbessern. Die deutlichsten Verbesserungen zeigten sich bei
ihm dort, wo Therapie stattgefunden hatte. Die Leistungszunahmen im Satzgedächtnis sind zwar von Vor- zu Nachtest signifikant, scheinen jedoch nicht mit der
Therapie in Zusammenhang zu stehen, da sich hier keine signifikanten Verbesserungen nach Therapie, also zwischen Zwischen- und Nachtest zeigen. Dies kann
möglicherweise durch eine allgemeine Entwicklungsverbesserung erklärt werden.
Betrachtet man ·aber die erzielten Punktwerte in Tabelle **9**, so fällt auf, daß der
größte Punktwertzuwachs nach der spezifischen Therapie erfolgte. Dies gilt für das
Silben- und das Satzgedächtnis gleichermaßen.

Als Ursache dafür, daß die Ergebnisse von Zwischen- zu Nachtest im Satzgedächtnis bei Kai statistisch nicht mehr signifikant sind, kommt beispielsweise in

Betracht, daß die Leistungen in diesem Bereich bereits von Anfang an relativ gut sind. Im Vergleich zum Silbengedächtnis wurden beim Satzgedächtnis bereits zu Beginn der Studie so hohe Punktwerte erreicht, daß die Verbesserungen nicht mehr so groß sein konnten und somit keine signifikanten Ergebnisse mehr erzielt wurden. Wie die Tabelle **11** zeigt, kann bei dem Nachtestergebnis zur Speicherung von Sätzen bereits von einem Deckeneffekt ausgegangen werden. Dies könnte auch daran liegen, daß der Untertest zum Satzgedächtnis im Vergleich zum Silben-gedächtnisuntertest trotz durchschnittlich höherer Itemanzahl pro Aufgabe zu einfach war. Der Test war somit nicht sensibel genug, um weitere spezifische Leistungsverbesserungen zu erfassen. Es hätten daher längere Sätze mit ggf. komplexeren Satzstrukturen in den Test einbezogen werden müssen.

Hinsichtlich des Testbereiches „Analyse" gibt es bei Kai gleichbleibende Werte für die Lautidentifikation und signifikante Verbesserungen über die gesamte Zeit der Therapiestudie für die Positionsbestimmung insgesamt und die Positions-bestimmung des Lautes [ʃ] im besonderen (Tab. **16**). Die gleichbleibenden Ergeb-nisse im Untertest zur Lautidentifikation sind dadurch zu erklären, daß mit einem Punktwert von 19 ohnehin schon ein sehr gutes Ergebnis im Vortest erzielt wurde, das bis zum Nachtest im wesentlichen gehalten werden konnte. Alle Ergebnisse des Lautidentifikationstests entsprechen einer Kriteriumswahrscheinlichkeit von mehr als 90 %, teilweise sogar über 95 %. Daher kann für diesen Bereich von einem annähernden Beherrschen der Leistung gesprochen werden, so daß starke Leistungsverbesserungen ohnehin nicht zu erwarten gewesen wären. Im Bereich der Positionsbestimmung erreichte Kai erst im Nachtest Leistungen, die einer Kriteriumswahrscheinlichkeit von 90 % und mehr entsprechen, obwohl die Therapie der analytischen Fähigkeiten bereits in der ersten Therapiephase durchgeführt wurde. Die signifikanten Verbesserungen über die Zeit hinweg deuten an, daß es insgesamt eher Verbesserungen für die Positionsbestimmung des geübten Lautes ([ʃ]) gibt als für die des ungeübten Lautes ([f]). Ein Generalisierungseffekt der durchgeführten Übungen mit [ʃ] auf die Testitems mit [f] ist somit nicht erkennbar. Dies spiegelt sich auch in den erzielten Punktwerten wider. Das erreichte Signifikanzniveau von <.10 für die Verbesserungen in diesem Bereich spricht allerdings nicht für ein sehr sicheres Ergebnis.

Insgesamt hat sich Kai also im Bereich der „Speicherung und Sequenz" im Silbengedächtnis sehr gut verbessert und im Satzgedächtnis, bei ohnehin guten Ausgangsleistungen, eher mäßig. Für den Bereich der „Analyse" liegen durchweg gute Leistungen für die Lautidentifikation vor, während sich die Positions-bestimmung nur über die Zeit hinweg zu verbessern scheint. Besonders interessant war die Beobachtung, daß Kai während der Durchführung der spezifischen Therapie der analytischen Fähigkeiten auch expressive Fortschritte zeigte. Das [ʃ], welches zuvor zwar intensiv geübt wurde, aber nie in die Spontansprache übernommen worden war, zeigte sich nun auch in der spontanen Rede. Da die Übernahme des Lautes in die Spontansprache nach fünf Behandlungsstunden auftrat und sehr deutlich zu bemerken war, ist davon auszugehen, daß es sich hier um einen weiteren Therapieeffekt handelt.

Kind 2 (Tina)

Tina, bei der die Behandlung der „Speicherung und Sequenz" bereits in der ersten Therapiephase stattfand, beginnt im Satzgedächtnistest mit einem minimal niedrige-ren Punktniveau als Kai, kann sich aber durch die Therapie signifikant verbessern (Tab. **12**). Auch von ihr werden bereits im Zwischentest Deckeneffekte erreicht, so daß eine weitere Leistungsverbesserung mit diesem Test nicht mehr erfaßbar ist. Die

Tatsache, daß der Unterschied zwischen Vor- und Nachtest nicht mehr als signifikant bezeichnet werden kann, obwohl die Punktwerte im Nachtest nur geringfügig
unter denen des Zwischentests liegen, kann dadurch bedingt sein, daß die Leistungen von Tina nicht stabil genug waren und diese Leistungsschwankungen in die Be-
rechnungen miteinbezogen wurden. Im Silbengedächtnis sind bei Tina keinerlei
Verbesserungen zu erkennen. Die Punktwerte schwanken nur geringfügig, und
signifikante Leistungsverbesserungen gibt es zu keiner Zeit.

Die Testergebnisse im Bereich der „Analyse" liegen bei Tina für den Untertest
zur Lautidentifikation durchweg innerhalb der Ratewahrscheinlichkeit. Trotz der
spezifischen Behandlung in der zweiten Therapiephase konnten also keine
Leistungsverbesserungen erzielt werden. Im Bereich der Positionsbestimmung gab
es bei der statistischen Auswertung eine signifikante Verbesserung für die Positionsbestimmung von [ʃ] sowie für die Positionsbestimmung insgesamt. Die Ursache
dafür scheint jedoch nicht die Therapie gewesen zu sein. Zum einen gibt es vom
Vor- zum Zwischentest eine scheinbare Verschlechterung. Diese drückt sich in
niedrigeren Punktzahlen für die gesamte Auswertung der Positionsbestimmung aus.
Dadurch täuschen die Nachtestergebnisse, die im Vergleich zum Vortest nicht
überzufällig besser sind, im Vergleich zum Zwischentest ein signifikantes Ergebnis
vor. Andererseits sprechen die Beobachtungen in den Testphasen dafür, daß es sich
eher um eine Zufallsschwankung handelt. Tina verhielt sich im gesamten Test zur
Bestimmung der analytischen Fähigkeiten sehr unsicher und gab auch selbst an, zu
raten. Die erreichten Leistungen in beiden Tests sprechen also für mäßige
Leistungsverbesserungen. Teilweise werden gar keine Verbesserungen, wie z. B. bei
der Speicherung und Sequenz von Silben oder der Lautidentifikation erreicht.

Interindividuelle Leistungsunterschiede

Wie schon die Ergebnisse des vorangegangenen Abschnitts zeigen, gibt es deutliche
Leistungsunterschiede zwischen beiden Kindern. Während bei Kai stetige und sta-
bile Verbesserungen zu beobachten sind, zeigt Tina, bei Betrachtung der erzielten
Punktwerte, eher Leistungsschwankungen. Besonders deutlich sind die Unterschiede im Silbengedächtnis, wo sowohl bei der Bewertung der Speicherung als auch bei
der Beurteilung der Sequenz signifikante Leistungsunterschiede im Zwischen- und
Nachtest bestehen. Im Bereich des Satzgedächtnisses bestehen solche Unterschiede
nicht. Auch im Test zur Bestimmung der analytischen Fähigkeiten zeigt Kai bessere
Leistungen als Tina. Die Lautidentifikation gelingt ihm durchweg gut, während die
Ergebnisse von Tina lediglich der Ratewahrscheinlichkeit entsprechen. Durch geringfügige Schwankungen in den Punktwerten sind allerdings nur die Werte des
Vortests signifikant unterschiedlich. Das Unterschiedsniveau wird insgesamt nahezu
beibehalten. Durch die Leistungsschwankungen von Tina im Test zur Positionsbestimmung kommt es zwar statistisch gesehen zu einem signifikanten Unterschied im
Zwischentest, dieser ist aber nicht überzubewerten.

Schlußfolgerungen

Die Ausgangsleistungen und Leistungsverbesserungen von Kai sind, trotz mittelgradiger audiologischer Störungen in der zentralen Verarbeitung und eines hinsichtlich der sprachlichen Förderung eher ungünstigen sozialen Umfeldes, weitgehend gut und stabil. Obwohl bei Tina ein sehr günstiges soziales Umfeld besteht und auch ihre audiologischen Befunde auf eine leichtere zentral-auditive Störung schließen lassen, bleiben ihre Ergebnisse, bis auf die Werte im Satzgedächtnistest, immer hinter denen von Kai zurück und weisen mehr Leistungsschwankungen auf.

Dies läßt darauf schließen, daß die mittelschweren Störungen der ZAV bei Kai im Vordergrund seines Störungsbildes stehen. Das gezielte auditive Verarbeitungstraining führt daher zu guten Leistungsverbesserungen. Tina profitiert insgesamt nur wenig von dem gezielten Training auditiver Teilfunktionen. Bei ihr scheint die ZAVST keine übergeordnete Rolle für die Störungen der nachgeschalteten kognitiven Verarbeitungsprozesse zu spielen. Hier wirken vielmehr andere Prozesse auf das Lernen auditiver Teilfunktionen ein, die nicht primär auditiv begründet sind. Das unverändert schlechte Silbengedächtnis könnte beispielsweise mit einer rhythmischen Durchgliederungsstörung in Zusammenhang stehen, wofür auch das eher schlechte Ergebnis in der rhythmischen Differenzierungsprobe spricht.

Einen besonders deutlichen Unterschied zwischen beiden Kindern bildet die Ausgangsleistung bei der Lautidentifikation im Bereich der „Analyse". Bei Kai kann hier von einer guten Ausgangsleistung gesprochen werden, die möglicherweise auf den Beginn der Entwicklung eines phonematischen Bewußtseins schließen lassen, welches für die Bewältigung der analytischen Aufgaben notwendig ist. Daß das phonematische Bewußtsein bei ihm aber noch nicht völlig ausgeprägt ist, läßt sich daran erkennen, daß es ihm nicht gelingt, durch die Therapie ein Beherrschen der Leistung mit mehr als 95 % Kriteriumswahrscheinlichkeit zu entwickeln. Tina hingegen verfügt zu Beginn der Studie nicht über eine solche Fähigkeit und scheint diese auch im weiteren Verlauf nicht zu entwickeln.

Allerdings ist auch zu hinterfragen, zu welchem Zeitpunkt Kinder tatsächlich lautanalytische Fähigkeiten im Sinne eines phonematischen Bewußtseins entwickeln und welchen Einfluß diese auf die Sprachentwicklung haben. Die Angaben dazu werden in der Literatur sehr kontrovers diskutiert. Es gibt sowohl Beobachtungen, die darauf schließen lassen, daß sich das phonematische Bewußtsein bereits im Vorschulalter entwickelt, als auch solche, daß es sich erst im Verlauf des Leselernprozesses ausprägt (Supple, 1991). Verläßliche Angaben darüber, wann und wie sich das phonematische Bewußtsein entwickelt, gibt es bislang noch nicht. Es ist daher zu überlegen, wann der Einsatz lautanalytischer Übungen in der logopädischen Therapie wirklich sinnvoll erscheint. Für eine frühzeitige Einbeziehung der „Analyse" in die logopädische Behandlung zur Unterstützung der Entwicklung des phonematischen Bewußtseins und dadurch zur sprachlichen Förderung und Vorbereitung auf den Schriftspracherwerb sprechen die Untersuchungen von Küspert und Schneider (1999).

Ein Vergleich der Tests zur „Speicherung und Sequenz" und der „Analyse" ist zwar aufgrund der unterschiedlichen Testkonzeption statistisch gesehen nicht sinnvoll, es kann jedoch vermutet werden, daß die Testleistungen in spezifischer Weise zusammenhängen, da es sich hier um zwei Teilbereiche der ZAV handelt, die, wie die theoretischen Ausführungen gezeigt haben, immer miteinander interagieren. So sind möglicherweise die guten Leistungsverbesserungen im Silbengedächtnis bei

Kai auf die gute Ausgangsleistung im Bereich der Lautidentifikation zurückzuführen, da in beiden Tests Speicherungsleistungen und analytische Fähigkeiten verlangt sind, wenn auch in unterschiedlicher Gewichtung.

Die Ergebnisse der Studie lassen also insgesamt darauf schließen, daß das bei Tina vorliegende Störungsbild nicht primär auditiver Natur ist und somit durch ein einzelheitliches Training auditiver Teilfunktionen schwer zu beeinflussen ist. Die bei Kai beobachtbaren Verbesserungen im expressiven und rezeptiven Bereich zeigen deutlich, daß das Störungsbild gut durch ein gezieltes auditives Verarbeitungstraining zu behandeln ist. Die sozialen Faktoren scheinen bei beiden Kindern keinen so großen Einfluß zu haben wie die spezifischen Störungen im Bereich der Sprache und der ZAV.

Es ist allerdings zu betonen, daß die hier beobachteten Befunde nur Hinweise auf mögliche Zusammenhänge geben können und deren Interpretation mit Zurückhaltung zu betrachten ist, da es sich lediglich um eine Studie mit zwei Kindern handelt. Eine umfassendere Untersuchung mit einer größeren Anzahl von Kindern und ggf. längeren Therapiephasen ist daher zur Überprüfung der vorliegenden Ergebnisse notwendig. Zudem sollte an eine an linguistischen Kriterien orientierte Überarbeitung des Tests zum Satzgedächtnis gedacht werden, um die in diesem Bereich zu erwartenden Leistungsverbesserungen besser erfassen zu können und Deckeneffekte zu reduzieren.

Zusammenfassung und Ausblick

Ausgehend von einem theoretisch begründeten Modell zur ZAV, wurde ein teil-funktionsorientiertes Therapiekonzept zur Behandlung auditiver Verarbeitungsstö-rungen vorgestellt. Dieses wurde mit Hilfe einer Therapiestudie auf seine Wirksam-keit hin überprüft. Im folgenden sollen die wesentlichen Aussagen zusammengefaßt werden.

Die ZAV besteht aus mehreren Teilfunktionen, die in die Bereiche Aufmerksamkeit, Speicherung, Sequenz, Lokalisation, Diskrimination, Selektion, Analyse, Synthese und Ergänzung eingeteilt werden können. Die Aufmerksamkeit kann wiederum in die Unterfunktionen generelle Wachheit, selektive Aufmerksamkeit und Vigilanz eingeteilt werden, und stellt eine entscheidende Basis für die zentral-auditive Informationsverarbeitung dar. Ebenso spielt das Arbeits-gedächtnis mit seinen Teilfunktionen Speicherung und Sequenz eine übergeordnete Rolle. Die Funktionen der Lokalisation, Diskrimination und Selektion werden der Wahrnehmungsebene zugeordnet, während die Analyse, Synthese und Ergänzung als Klassifikationsleistungen gesehen werden.

Die auditiven Teilfunktionen sind immer im Zusammenhang mit vorgeschalteten zentral-auditiven Verarbeitungsprozessen auf der Ebene der zentralen Hörbahn zu sehen. Andere kortikale Prozesse, die ebenfalls einen Einfluß auf die genannten Teilfunktionen haben, stellen selbst nicht einen Teil der ZAV dar. Dies ist bei der Beurteilung von ZAVST zu beachten, da von diesen nur gesprochen werden sollte, wenn auch mehrere audiologische Testverfahren übereinstimmend auf eine Störung der ZAV hinweisen. Andernfalls ist an das Vorliegen kognitiver Verarbeitungs-störungen zu denken, die nicht primär zentral-auditiv bedingt sind.

Bei dieser Vorstellung zur Einteilung der ZAV in unterschiedliche Teilfunktionen handelt es sich um ein Konstrukt, d. h., es wird vorausgesetzt, daß die auditive Verarbeitung aus gerade diesen Teilfunktionen besteht. Tatsächlich ist es jedoch möglich, daß eine veränderte Strukturierung mit anderen Teilfunktionsbegriffen von größerer oder geringerer Anzahl ebenfalls existieren kann. Es handelt sich also um eine willkürliche Untergliederung, die dem Therapiekonzept zugrunde liegt.

Auditive Verarbeitungsstörungen bei intaktem peripherem Hören äußern sich in spezifischen Störungen der o. g. Teilfunktionen. Die Symptomatik kann daher individuell sehr unterschiedlich sein. Zur logopädischen Diagnostik eignen sich verschiedene standardisierte und nicht-standardisierte Testverfahren, die durch Verhaltensbeobachtungen ergänzt werden können. Ein Screening-Verfahren kann eine erste Beurteilung zentral-auditiver Fähigkeiten leisten, ersetzt aber keine, für eine effektive Therapieplanung notwendige eingehendere Untersuchung der einzelnen Teilfunktionen. Zusätzlich sind audiologische Untersuchungen des peripheren und zentralen Hörvermögens notwendig.

Störungen der ZAV können zum Entstehen von Sprachentwicklungsstörungen und Lese-Rechtschreibschwierigkeiten beitragen. Zudem muß immer an das mögliche Vorliegen weiterer Verarbeitungsbeeinträchtigungen gedacht werden.

Die Therapieansätze können in teilfunktionsorientierte (Einzel- und Gruppentherapie sowie computerunterstützte Behandlung), psychomotorische, technische und kompensatorische Ansätze eingeteilt werden. Viele dieser Ansätze beziehen sich nur auf einzelne Teilfunktionen, die auf außersprachlicher und/oder sprachlicher Ebene behandelt werden. Die Computerprogramme zur Unterstützung der Behandlung zentral-auditiver Verarbeitungsstörungen bilden hierbei keine Ausnahme, zeigen jedoch für die Zukunft vielversprechende Entwicklungsmöglichkeiten auf.

Es wurde daher ein teilfunktionsorientiertes Behandlungskonzept entwickelt, das die verschiedenen Teilfunktionen auf außersprachlicher und sprachlicher Ebene umfaßt. Die Bereiche Geräusche, Töne/Klänge und Stimme bilden dabei die außersprachliche Ebene, wohingegen die sprachliche Ebene Übungen zu Lauten/Silben, Wörtern und Sätzen beinhaltet. Das vorliegende Konzept ist der Versuch einer ersten umfassenden Strukturierung von Übungsmöglichkeiten. Es erhebt aber keinen Anspruch auf Vollständigkeit oder Alleingültigkeit, da andere Strukturierungen ebenfalls möglich erscheinen sowie dem hier vorgestellten Konzept auch andere Übungen hätten zugeordnet werden können.

Bei der Zusammenstellung des Therapieprogramms stellte sich die Frage, ob eine solche Form der Behandlung bei ZAVST wirklich effektiv ist. Zur Überprüfung dieser Fragestellung wurde eine Therapiestudie durchgeführt, bei der in einem Cross-Over-Design die Teilfunktionen „Speicherung und Sequenz" sowie „Analyse" anhand von 2 Fallbeispielen untersucht und behandelt wurden. Als Patienten wurden zwei sprachentwicklungsverzögerte Kinder im Vorschulalter mit zentral-auditiven Auffälligkeiten ausgewählt, da diese Patientengruppe im logopädischen Arbeitsalltag häufig vertreten ist. Die Auswertung der Ergebnisse zeigte, daß Verbesserungen der ZAV bei einer zugrundeliegenden, audiologisch meßbaren ZAVST durch eine gezielte, strukturierte Behandlung möglich sind.

Das Datenmaterial ist jedoch zu gering, um daraus Rückschlüsse auf die Wirksamkeit dieser Therapieform im allgemeinen zu ziehen. Das Therapiekonzept und damit auch das dem Konzept zugrundeliegende Modell müssen weiter statistisch überprüft werden, wobei alle auditiven Teilfunktionen einzubeziehen sind. Das Konzept bietet derzeit dem praktisch tätigen Therapeuten die Möglichkeit, die Behandlung der ZAV individuell zu planen und sinnvoll zu strukturieren.

Anhang: Therapiematerial und Screening

Therapiekonzept

Aufmerksamkeit

Zu dieser Teilfunktion werden im folgenden Übungsvorschläge aufgelistet. Es wurden je 10 Übungen auf außersprachlicher und auf sprachlicher Ebene zusammengestellt. Während die Numerierung bei den anderen Teilfunktionen in sich hierarchisch geordnet sind, handelt es sich bei den Übungen zur Aufmerksamkeitsförderung um einzelne, voneinander unabhängige Übungen, die nicht in der Reihenfolge ihrer Auflistung durchgeführt werden müssen.

Außersprachliche Ebene

Übung 1 – Aufmerksamkeit – Außersprachliche Ebene

Ziel	a) Aufmerksamkeit für Geräusche
Material	Umweltgeräusche bei geöffnetem Fenster
Durchführung	Kind und Therapeut lauschen gemeinsam den bei geöffnetem Fenster hörbaren Umweltgeräuschen (z. B. Autos, Baulärm, Stimmen ...). Dabei soll das Interesse des Kindes an Geräuschen geweckt werden, ohne die Geräusche bewußt näher beschreiben bzw. zuordnen zu lassen.
Variation	Augen schließen und lauschen

Übung 2 – Aufmerksamkeit – Außersprachliche Ebene

Ziel	a) Aufmerksamkeit für Geräusche
Material	Umweltgeräusche im Therapieraum
Durchführung	Kind und Therapeut schließen die Augen und lauschen gemeinsam den im Therapieraum hörbaren Umweltgeräuschen (z. B. Ticken einer Uhr, Summen der Lampe, Schritte oder Stimmen aus dem Wartezimmer ...).
Variation	erst Zimmer, in das mehr Geräusche dringen, dann besonders „ruhiges" Zimmer

Übung 3 – Aufmerksamkeit – Außersprachliche Ebene

Ziel	a) Aufmerksamkeit für Geräusche
Material	geräuscherzeugende Gegenstände im Raum
Durchführung	Kind und Therapeut erzeugen abwechselnd Geräusche im Therapieraum (z. B. Lichtschalter drücken, Papier rascheln, Schlüssel klappern), wobei der nicht aktive Partner bei geschlossenen Augen lauschen soll. Auch hier soll keine bewußte Einordnung bzw. Beschreibung der Geräusche gefordert werden.
Variation	Zu Beginn kann der Therapeut die Situation steuern, indem er bewußt geräuscherzeugende Gegenstände im Raum verteilt zurechtlegt (z. B. Stoffball mit Glocke darin, Schlüsselbund ...). Das Kind soll dann zunehmend allein neue geräuscherzeugende Gegenstände finden

Übung 4 – Aufmerksamkeit – Außersprachliche Ebene

Ziel	a) Aufmerksamkeit für Geräusche
Material	Geräusche am eigenen Körper
Durchführung	Kind und Therapeut erzeugen abwechselnd Geräusche am eigenen Körper (z. B. Klatschen, Hände reiben, Geräusche mit dem Mund ...)
Variation	Geräusche in ihrer Lautstärke, Dauer und Tonhöhe variieren

Übung 5 – Aufmerksamkeit – Außersprachliche Ebene

Ziel	b) Aufmerksamkeit für Töne/Klänge
Material	Instrumente
Durchführung	Der Therapeut führt verschiedene Instrumente vor, die das Kind anschließend selbst ausprobieren soll (z. B. Tambourin, Trommel, Klangstäbe, Xylophon ...).
Variation	erst klanglich sehr unterschiedliche Instrumente, dann solche, die sich klanglich ähnlich sind

Übung 6 – Aufmerksamkeit – Außersprachliche Ebene

Ziel	b) Aufmerksamkeit für Töne/Klänge
Material	Instrumente oder Musik
Durchführung	Es soll sich zum Instrument/zur Musik entsprechend bewegt werden. Wenn das Instrument/die Musik aussetzt: stehenbleiben.
Variation	Reifen auf dem Boden verteilen, so daß bei Aussetzen des Instrumentes/der Musik der nächstgelegene Reifen aufzusuchen ist; „Reise nach Jerusalem" (wenn mehrere Personen beteiligt sind); Instrument/Musik variieren (Lautstärke, Dauer, Tonhöhe) und Bewegung anpassen; Rollentausch

Übung 7 – Aufmerksamkeit – Außersprachliche Ebene

Ziel	b) Aufmerksamkeit für Töne/Klänge
Material	Musikstück, z. B. „Peter und der Wolf" von Sergei Prokofiev oder „Karneval der Tiere" von Camille Saint-Saens
Durchführung	Während das Musikstück gehört wird, kann dazu gemalt (z. B. eine Szene der jeweiligen Geschichte) oder mit Handpuppen gespielt werden (Geschichte nachspielen). Zum Karneval der Tiere kann sich auch entsprechend der vorgestellten Tiere im Raum bewegt werden.
Variation	Länge/Anzahl der Ausschnitte der zu hörenden Musik variieren

Übung 8 – Aufmerksamkeit – Außersprachliche Ebene

Ziel	c) Aufmerksamkeit für Stimme
Material	Kassettenrecorder
Durchführung	Kind und Therapeut nehmen die eigene Stimme auf (sprechen, rufen, singen ...).
Variation	andere Stimmen aufnehmen (z. B. Mutter/Vater oder andere Kinder)

Übung 9 – Aufmerksamkeit – Außersprachliche Ebene
Ziel	c) Aufmerksamkeit für Stimme
Material	Tierbilder, -figuren oder -handpuppen
Durchführung	Kind und Therapeut bewegen sich wie ein bestimmtes Tier und machen entsprechende Geräusche dazu.
Variation	erst sehr unterschiedliche Tierstimmen mit entsprechenden Bewegungen dazu, dann ähnliche Tierstimmen

Übung 10 – Aufmerksamkeit – Außersprachliche Ebene
Ziel	c) Aufmerksamkeit für Stimme
Material	Bildkarten, Figuren oder Handpuppen
Durchführung	Stimmen anderer Personen (Roboter, Zwerg, Riese ...) nachahmen.
Variation	zu den jeweiligen Personen passend bewegen

Sprachliche Ebene

Übung 1 – Aufmerksamkeit – Sprachliche Ebene
Ziel	Aufmerksamkeit für Sprache
Material	Geschichte mit Bildunterstützung
Durchführung	Der Therapeut liest dem Kind eine Geschichte vor.
Variation	zunächst kurze und einfache Geschichte, z. B. mit wiederkehrenden Redewendungen, die das Kind ggf. mitsprechen/vervollständigen kann, dann zunehmend längere oder schwierigere Geschichte

Übung 2 – Aufmerksamkeit – Sprachliche Ebene
Ziel	Aufmerksamkeit für Sprache
Material	Geschichte ohne Bildunterstützung
Durchführung	Der Therapeut liest dem Kind eine Geschichte vor, ohne daß das Kind dazu Bilder sieht.
Variation	wie Übung 1

Übung 3 – Aufmerksamkeit – Sprachliche Ebene
Ziel	Aufmerksamkeit für Sprache
Material	Bilderbuch
Durchführung	Kind und Therapeut betrachten gemeinsam ein Bilderbuch und erzählen sich gegenseitig, was auf den Bildern passiert.
Variation	erst große Situationsbilder mit vielen dargestellten Ereignissen, dann kurze Bildergeschichten, die chronologisch erzählt werden können

Übung 4 – Aufmerksamkeit – Sprachliche Ebene
Ziel	Aufmerksamkeit für Sprache
Material	Freispiel (z. B. mit Puppenstube, Spielküche oder Bauernhof)
Durchführung	Kind und Therapeut spielen und erzählen gemeinsam.
Variation	der Therapeut kann kurze, einfache Anweisungen geben, die das Kind befolgen soll

Übung 5 – Aufmerksamkeit – Sprachliche Ebene

Ziel	Aufmerksamkeit für Sprache
Material	Malstifte und Papier
Durchführung	Kind und Therapeut malen gemeinsam und erzählen sich gegenseitig, was sie gemalt haben
Variation	Thema vorgeben, zu dem gemalt werden soll

Übung 6 – Aufmerksamkeit – Sprachliche Ebene

Ziel	Aufmerksamkeit für Sprache
Material	Handpuppen
Durchführung	Kind und Therapeut spielen gemeinsam mit Handpuppen und variieren dementsprechend ihre Sprache und Stimme.
Variation	einer spielt dem anderen eine kurze Geschichte mit den Handpuppen vor

Übung 7 – Aufmerksamkeit – Sprachliche Ebene

Ziel	Aufmerksamkeit für Sprache (Silben)
Material	Handpuppen
Durchführung	wie Übung 4, aber die Handpuppen sprechen in einer Geheimsprache (z. B. in bestimmten vorher festgelegten Silben, die das Kind bereits gut beherrscht).
Variation	wie Übung 4

Übung 8 – Aufmerksamkeit – Sprachliche Ebene

Ziel	Aufmerksamkeit für Sprache
Material	Kassettenrecorder
Durchführung	Kind und Therapeut sprechen auf den Kassettenrecorder.
Variation	andere Personen aufnehmen, die etwas erzählen (z. B. Mutter/Vater oder andere Kinder)

Übung 9 – Aufmerksamkeit – Sprachliche Ebene

Ziel	Aufmerksamkeit für Sprache
Material	Videokamera, Abspielgerät
Durchführung	Kind und Therapeut nehmen sich mit der Videokamera auf, während sie etwas erzählen.
Variation	andere Personen aufnehmen, die etwas erzählen (z. B. Mutter/Vater oder andere Kinder)

Übung 10 – Aufmerksamkeit – Sprachliche Ebene

Ziel	Aufmerksamkeit für Sprache
Material	Radio
Durchführung	Kind und Therapeut suchen gemeinsam Radiosender, in denen gesprochen wird
Variation	hören, ob in dem gefundenen Sender gerade gesungen wird oder ob jemand etwas erzählt

Hilfensystem „Aufmerksamkeit"

Unter diesem Punkt wird auf ein detailliertes Hilfensystem verzichtet, da es zunächst darum geht, das Kind zum Zuhören zu motivieren. Es soll Freude am Hören entwickeln und sich nicht durch ein hierarchisches Hilfensystem eingeengt fühlen. Der Therapeut kann natürlich auch hier das Kind zum Zuhören auffordern, sollte dabei aber nicht zu rigide sein und die vom Kind angebotenen Spielvariationen unterstützen, sofern diese das Zuhören und Ausprobieren auditiver Stimuli zum Inhalt haben.

Speicherung und Sequenz

Bei diesen Übungen ist zu beachten, daß für den Bereich der Speicherung die genaue Wiedergabe der Reihenfolge der auditiven Stimuli unwesentlich ist. Im Bereich Sequenz ist jedoch gerade die Reihenfolge von besonderer Bedeutung. Speicherungsübungen sind den Sequenzübungen vorzuschalten. Im Falle der Sätze handelt es sich immer um Sequenzübungen, da hierbei die Wiedergabe der korrekten Reihenfolge bedeutungsunterscheidend ist. Der Schwierigkeitsgrad der Übungen wird durch zunehmende Reihenlänge und erhöhte Diskriminationsleistung gesteigert. Es ist zu beachten, daß die verwendeten Stimuli so ausgewählt werden müssen, daß die Diskriminationsleistung sowie die vom Kind geforderten expressiven Leistungen möglichst gering bleibt und die Speicher- und Sequenzleistungen weiterhin im Vordergrund stehen.

Außersprachliche Ebene

Übung 1 – Speicherung und Sequenz – Außersprachliche Ebene

Ziel	a) Geräuschanzahl wiedergeben
	b) Ton-/Klanganzahl wiedergeben
	c) Anzahl der Stimmeinsätze wiedergeben
Material	a) 1 Geräusch
	b) 1 Ton/Klang
	c) 1 Vokal
Durchführung	Das Kind soll die vom Therapeuten vorgegebene Stimulusanzahl (ohne Rhythmus) nachahmen (Anzahl: 1–4). Der Therapeut klatscht z. B. mehrmals bei gleichbleibender Stimulus- und Pausenlänge.
Variation	mit/ohne visuelle Hilfe; anderen Stimulus verwenden

Übung 2 – Speicherung und Sequenz – Außersprachliche Ebene

Ziel	a) Geräuschrhythmus wiedergeben
	b) Ton-/Klangrhythmus wiedergeben
	c) Rhythmus der Stimmeinsätze wiedergeben
Material	a) 1 Geräusch
	b) 1 Ton/Klang
	c) 1 Vokal
Durchführung	Das Kind soll den vom Therapeuten vorgegebenen Rhythmus wiedergeben (lang/kurz).
Variation	wie Übung 1; zusätzlich laut/leise möglich

Übung 3 – Speicherung und Sequenz – Außersprachliche Ebene

Ziel	a) Geräuschfolge wiedergeben
	b) Ton-/Klangfolge wiedergeben
	c) Folge von Stimmeinsätzen wiedergeben
Material	a) 2 Geräusche
	b) 2 Töne/Klänge
	c) 2 Vokale
Durchführung	Das Kind soll die vom Therapeuten vorgegebene Stimulusfolge imitieren (beide Stimuli je 1x).
Variation	mit/ohne visuelle Hilfe; Stimuli, die sich stark oder weniger stark voneinander unterscheiden

Übung 4 – Speicherung und Sequenz – Außersprachliche Ebene

Ziel	a) Geräuschfolge und -anzahl wiedergeben b) Ton-/Klangfolge und -anzahl wiedergeben c) Folge und Anzahl von Stimmeinsätzen wiedergeben
Material	a) 2 Geräusche b) 2 Töne/Klänge c) 2 Vokale
Durchführung	Das Kind soll die vom Therapeuten vorgegebene Stimulusfolge und die Anzahl der Stimuli imitieren (erst bestimmte Anzahl des einen, dann des anderen Stimulus).
Variation	wie Übung 3

Übung 5 – Speicherung und Sequenz – Außersprachliche Ebene

Ziel	a) Geräuschfolge und -rhythmus wiedergeben b) Ton-/Klangfolge und -rhythmus wiedergeben c) Folge und Rhythmus von Stimmeinsätzen wiedergeben
Material	a) 2 Geräusche b) 2 Töne/Klänge c) 2 Vokale
Durchführung	Das Kind soll die vom Therapeuten vorgegebene Folge und den Rhythmus der Stimuli wiedergeben (erst der eine, dann der andere Stimulus).
Variation	wie Übung 3

Übung 6 – Speicherung und Sequenz – Außersprachliche Ebene

Ziel	a) Geräuschfolge wiedergeben b) Ton-/Klangfolge wiedergeben c) Folge von Stimmeinsätzen wiedergeben
Material	a) 3 Geräusche b) 3 Töne/Klänge c) 3 Vokale
Durchführung	Das Kind soll die vom Therapeuten vorgegebene Stimulusfolge nachahmen (jeder Stimulus 1x).
Variation	wie Übung 3

Übung 7 – Speicherung und Sequenz – Außersprachliche Ebene

Ziel	a) Geräuschfolge und -anzahl wiedergeben b) Ton-/Klangfolge und -anzahl wiedergeben c) Folge und Anzahl von Stimmeinsätzen wiedergeben
Material	a) 3 Geräusche b) 3 Töne/Klänge c) 3 stimmhafte Laute, die das Kind gut beherrscht
Durchführung	Das Kind soll die vom Therapeuten vorgegebene Stimulusfolge und -anzahl wiedergeben (bestimmte Anzahl des einen, dann des anderen Stimulus).
Variation	wie Übung 3

Übung 8 – Speicherung und Sequenz – Außersprachliche Ebene

Ziel	a) Geräuschfolge und -rhythmus wiedergeben
	b) Ton-/Klangfolge und -rhythmus wiedergeben
	c) Folge und Rhythmus von Stimmeinsätzen wiedergeben
Material	a) 3 Geräusche
	b) 3 Töne/Klänge
	c) 3 stimmhafte Laute, die das Kind gut beherrscht
Durchführung	Das Kind soll die vom Therapeuten vorgegebene Folge und den Rhythmus der Stimuli wiedergeben.
Variation	wie Übung 3

Übung 9 – Speicherung und Sequenz – Außersprachliche Ebene

Ziel	a) Geräuschfolge wiedergeben
	b) Ton-/Klangfolge wiedergeben
	c) Folge von Stimmeinsätzen wiedergeben
Material	a) 4 Geräusche
	b) 4 Töne/Klänge
	c) 4 stimmhafte Laute, die das Kind gut beherrscht
Durchführung	Das Kind soll die vom Therapeuten vorgegebene Stimulusfolge wiedergeben (nicht alle Stimuli müssen darin enthalten sein).
Variation	wie Übung 3

Übung 10 – Speicherung und Sequenz – Außersprachliche Ebene

Ziel	a) Geräuschfolge wiedergeben
	b) Ton-/Klangfolge wiedergeben
	c) Folge von Stimmeinsätzen wiedergeben
Material	a) 5 Geräusche
	b) 5 Töne/Klänge
	c) 5 stimmhafte Laute, die das Kind gut beherrscht
Durchführung	Das Kind soll die vom Therapeuten vorgegebene Stimulusfolge wiedergeben (nicht alle Stimuli müssen darin enthalten sein).
Variation	wie Übung 3

Sprachliche Ebene

Übung 1 – Speicherung und Sequenz – Sprachliche Ebene

Ziel	a) Laut imitieren
	b) Wort imitieren
	c) Satz imitieren
Material	a) Einzellaute
	b) einzelne Wörter
	c) Zweiwortsätze
Durchführung	Das Kind soll die vom Therapeuten vorgegebenen Stimuli imitieren.
Variation	mit/ohne Mundbild; erst visuell und auditiv sehr gut differenzierbare Laute/Silben, Wörter oder Sätze, dann etwas schwerer differenzierbare Laute/Silben, Wörter (Minimalpaare) oder Sätze

Übung 2 – Speicherung und Sequenz – Sprachliche Ebene

Ziel	a) Lautfolge imitieren
	b) Wortfolge imitieren
	c) Satz imitieren
Material	a) Folge aus 2 Einzellauten
	b) Wortreihe aus 2 einsilbigen Wörtern
	c) Dreiwortsatz
Durchführung	Das Kind soll die vom Therapeuten vorgegebenen Stimuli imitieren.
Variation	wie Übung 1

Übung 3 – Speicherung und Sequenz – Sprachliche Ebene

Ziel	a) Lautfolge imitieren
	b) Wortfolge imitieren
	c) Satz imitieren
Material	a) Folge aus 3 Einzellauten
	b) Wortreihe aus 2 zweisilbigen Wörtern
	c) Vierwortsatz
Durchführung	Das Kind soll die vom Therapeuten vorgegebenen Stimuli imitieren.
Variation	wie Übung 1

Übung 4 – Speicherung und Sequenz – Sprachliche Ebene

Ziel	a) Lautfolge imitieren
	b) Wortfolge imitieren
	c) Satz imitieren
Material	a) Folge aus 4 Einzellauten
	b) Wortreihe aus 2 drei- oder mehrsilbigen Wörtern
	c) Fünfwortsatz
Durchführung	Das Kind soll die vom Therapeuten vorgegebenen Stimuli imitieren.
Variation	wie Übung 1

Übung 5 – Speicherung und Sequenz – Sprachliche Ebene

Ziel	a) Lautfolge imitieren
	b) Wortfolge imitieren
	c) Satz imitieren
Material	a) Folge aus 5 Einzellauten
	b) Wortreihe aus 3 einsilbigen Wörtern
	c) Sechswortsatz
Durchführung	Das Kind soll die vom Therapeuten vorgegebenen Stimuli imitieren.
Variation	wie Übung 1

Übung 6 – Speicherung und Sequenz – Sprachliche Ebene

Ziel	a) Silben imitieren
	b) Wortfolge imitieren
	c) Satzfolge imitieren
Material	a) einzelne Silben
	b) Wortreihe aus 3 zweisilbigen Wörtern
	c) Satzfolge aus 2 Zweiwortsätzen
Durchführung	Das Kind soll die vom Therapeuten vorgegebenen Stimuli imitieren.
Variation	wie Übung 1

Übung 7 – Speicherung und Sequenz – Sprachliche Ebene

Ziel	a) Silbenfolge imitieren
	b) Wortfolge imitieren
	c) Satzfolge imitieren
Material	a) Silbenfolge aus 2 Silben
	b) Wortreihe aus 3 drei- oder mehrsilbigen Wörtern
	c) Satzfolge aus 1 Zweiwortsatz und 1 Dreiwortsatz
Durchführung	Das Kind soll die vom Therapeuten vorgegebenen Stimuli imitieren.
Variation	wie Übung 1

Übung 8 – Speicherung und Sequenz – Sprachliche Ebene

Ziel	a) Silbenfolge imitieren
	b) Wortfolge imitieren
	c) Satzfolge imitieren
Material	a) Silbenfolge aus 3 Silben
	b) Wortreihe aus 4 einsilbigen Wörtern
	c) Satzfolge aus 2 Dreiwortsätzen
Durchführung	Das Kind soll die vom Therapeuten vorgegebenen Stimuli imitieren.
Variation	wie Übung 1

Übung 9 – Speicherung und Sequenz – Sprachliche Ebene

Ziel	a) Silbenfolge imitieren
	b) Wortfolge imitieren
	c) Satzfolge imitieren
Material	a) Silbenfolge aus 4 Silben
	b) Wortreihe aus 4 zweisilbigen Wörtern
	c) Satzfolge aus 1 Dreiwortsatz und 1 Vierwortsatz
Durchführung	Das Kind soll die vom Therapeuten vorgegebenen Stimuli imitieren.
Variation	wie Übung 1

Übung 10 – Speicherung und Sequenz – Sprachliche Ebene

Ziel	a) Silbenfolge imitieren
	b) Wortfolge imitieren
	c) Komplexe Sätze imitieren
Material	a) Silbenfolge aus 5 Silben
	b) Wortreihe aus 4 drei- oder mehrsilbigen Wörtern
	c) Komplexere Sätze mit Nebensatz, Satzgefüge usw.
Durchführung	Das Kind soll die vom Therapeuten vorgegebenen Stimuli imitieren.
Variation	wie Übung 1

Hilfensystem „Speicherung und Sequenz"

Hilfen-stufe	Interventionen des Therapeuten	Hilfentyp
0	keine Hilfe; das Kind beherrscht die Übung bereits beim ersten Versuch	
1	„Das stimmt nicht, überlege noch einmal."	unspezifischer Hinweis
2	„Das stimmt nicht ganz. Hör noch einmal gut zu." (Th. macht Übung noch einmal vor)	spez. Hinweis durch Wdhl. des/der Aufgaben-items
3	„Das stimmt nicht. Du sollst genau das Nachmachen/-sprechen, was ich Dir vorgemacht/-gesagt habe."	spez. Hinweis durch Wdhl. der Aufgaben-stellung
4	*Speicherung*: „Das stimmt nicht ganz. Hör noch einmal gut zu und wiederhole das, was ich gemacht/gesagt habe. Die Reihenfolge ist dabei nicht wichtig. Ich mache es Dir noch einmal vor." (Th. macht Übung noch einmal vor) *Sequenz:* „Das stimmt nicht ganz. Hör noch einmal gut zu und wiederhole genau das, was ich gemacht/gesagt habe und achte genau auf die Reihenfolge. Ich mache es Dir noch einmal vor." (Th. macht Übung noch einmal vor)	direkte Handlungsaufforderung
5	*Speicherung:* „Das stimmt auch nicht ganz. Schau her und hör gut zu. Du sollst das wiederholen, was ich Dir jetzt vormache/-sage. Die Reihenfolge ist dabei nicht wichtig. Es ging so: ... ." (Th. erarbeitet die Lösung mit dem Kind zusammen) *Sequenz:* „Das stimmt auch nicht ganz. Schau her und hör gut zu. Du sollst genau das wiederholen, was ich Dir jetzt vormache/-sage. Achte dabei bitte genau auf die Reihenfolge. Es ging so: ... ." (Th. erarbeitet die Lösung mit dem Kind zusammen)	gemeinsames Erarbeiten der Lösung (mit visueller Unterstützung); ggf. kleinschrittige Erarbeitung notwendig

Lokalisation

Im Bereich der Lokalisation geht es darum, die Richtung der Schallquelle zu bestimmen. Zur Steigerung des Schweregrades nimmt die Anzahl der Richtungen, aus der die Stimuli kommen, zu.

Außersprachliche Ebene

Übung 1 – Lokalisation – Außersprachliche Ebene

Ziel	Lokalisation auditiver Stimuli
Material	Umgebungsgeräusche
Durchführung	Kind und Therapeut lauschen den Geräuschen, Tönen/Klängen, Stimmen, die im Raum bzw. von außerhalb des Raumes zu hören sind. Sie versuchen herauszufinden, woher z. B. ein bestimmtes Geräusch kommt.
Variation	mit/ohne offenem Fenster/offener Tür

Übung 2 – Lokalisation – Außersprachliche Ebene

Ziel	a) Lokalisation von Geräuschen b) Lokalisation von Tönen/Klängen c) Lokalisation von Stimme
Material	a) Geräusche b) Töne/Klänge c) Stimme/Vokale
Durchführung	Der Therapeut versteckt einen Gegenstand, der Geräusche, Töne/Klänge oder Stimme erzeugt (z. B. tickender Wecker, kleiner Kassettenrecorder, Radio ...).
Variation	laute/leise Stimuli, sichtbar oder nicht-sichtbar (z. B. im Schrank)

Übung 3 – Lokalisation – Außersprachliche Ebene

Ziel	a) Lokalisation von Geräuschen b) Lokalisation von Tönen/Klängen c) Lokalisation von Stimme
Material	a) Geräusche b) Töne/Klänge c) Vokale
Durchführung	Der Therapeut geht durch den Raum und erzeugt dabei Geräusche, Töne/Klänge oder Stimme. Das Kind soll mit geschlossenen Augen folgen.
Variation	laute/leise Stimuli

Übung 4 – Lokalisation – Außersprachliche Ebene
Ziel a) Lokalisation von Geräuschen (rechts – links)
b) Lokalisation von Tönen/Klängen (rechts – links)
c) Lokalisation von Stimme (rechts – links)
Material a) Geräusche
b) Töne/Klänge
c) Vokale
Durchführung Das Kind sitzt mit geschlossenen Augen auf einem Stuhl und soll zeigen, ob der Therapeut rechts oder links (vom Kind aus gesehen) Geräusche, Töne/Klänge oder Stimme erzeugt.
Variation wie Übung 3

Übung 5 – Lokalisation – Außersprachliche Ebene
Ziel a) Lokalisation von Geräuschen (vorne – hinten)
b) Lokalisation von Tönen/Klängen (vorne – hinten)
c) Lokalisation von Stimme (vorne – hinten)
Material a) Geräusche
b) Töne/Klänge
c) Vokale
Durchführung Das Kind sitzt mit geschlossenen Augen auf einem Stuhl und soll zeigen, ob der Therapeut vorne oder hinten (vom Kind aus gesehen) Geräusche, Töne/Klänge oder Stimme erzeugt.
Variation wie Übung 3

Übung 6 – Lokalisation – Außersprachliche Ebene
Ziel a) Lokalisation von Geräuschen (oben – unten)
b) Lokalisation von Tönen/Klängen (oben – unten)
c) Lokalisation von Stimme (oben – unten)
Material a) Geräusche
b) Töne/Klänge
c) Vokale
Durchführung Das Kind sitzt mit geschlossenen Augen auf einem Stuhl und soll zeigen, ob der Therapeut oben oder unten (vom Kind aus gesehen) Geräusche, Töne/Klänge oder Stimme erzeugt.
Variation wie Übung 3

Übung 7 – Lokalisation – Außersprachliche Ebene
Ziel a) Lokalisation von Geräuschen (rechts – links – vorne – hinten)
b) Lokalisation von Tönen/Klängen (rechts – links – vorne – hinten)
c) Lokalisation von Stimme (rechts – links – vorne – hinten)
Material a) Geräusche
b) Töne/Klänge
c) Vokale
Durchführung Das Kind sitzt mit geschlossenen Augen auf einem Stuhl und soll zeigen, ob der Therapeut rechts, links, vorne oder hinten (vom Kind aus gesehen) Geräusche, Töne/Klänge oder Stimme erzeugt.
Variation wie Übung 3

Übung 8 – Lokalisation – Außersprachliche Ebene

Ziel	a) Lokalisation von Geräuschen (rechts – links – oben – unten)
	b) Lokalisation von Tönen/Klängen (rechts – links – oben – unten)
	c) Lokalisation von Stimme (rechts – links – oben – unten)
Material	a) Geräusche
	b) Töne/Klänge
	c) Vokale
Durchführung	Das Kind sitzt mit geschlossenen Augen auf einem Stuhl und soll zeigen, ob der Therapeut rechts, links, oben oder unten (vom Kind aus gesehen) Geräusche, Töne/Klänge oder Stimme erzeugt.
Variation	wie Übung 3

Übung 9 – Lokalisation – Außersprachliche Ebene

Ziel	a) Lokalisation von Geräuschen (vorne – hinten – oben – unten)
	b) Lokalisation von Tönen/Klängen (vorne – hinten – oben – unten)
	c) Lokalisation von Stimme (vorne – hinten – oben – unten)
Material	a) Geräusche
	b) Töne/Klänge
	c) Vokale
Durchführung	Das Kind sitzt mit geschlossenen Augen auf einem Stuhl und soll zeigen, ob der Therapeut vorne, hinten, oben oder unten (vom Kind aus gesehen) Geräusche, Töne/Klänge oder Stimme erzeugt.
Variation	wie Übung 3

Übung 10 – Lokalisation – Außersprachliche Ebene

Ziel	a) Lokalisation von Geräuschen (nah – fern)
	b) Lokalisation von Tönen/Klängen (nah – fern)
	c) Lokalisation von Stimme (nah – fern)
Material	a) Geräusche
	b) Töne/Klänge
	c) Vokale
Durchführung	Das Kind sitzt mit geschlossenen Augen auf einem Stuhl und soll sagen, ob der Therapeut nah oder fern (vom Kind aus gesehen) Geräusche, Töne/Klänge oder Stimme erzeugt.
Variation	wie Übung 3; verschiedene Richtungen mit einbeziehen

Sprachliche Ebene

Übung 1 – Lokalisation – Sprachliche Ebene

Ziel	Lokalisation verbaler Stimuli
Material	Sprachliche Stimuli in der Umgebung
Durchführung	Kind und Therapeut lauschen den Lauten, Wörtern und Sätzen, die von außerhalb des Raumes zu hören sind. Sie versuchen herauszufinden, woher die sprachlichen Stimuli kommen.
Variation	mit/ohne offenem Fenster/offener Tür

Übung 2 – Lokalisation – Sprachliche Ebene

Ziel	a) Lokalisation von Lauten/Silben
	b) Lokalisation von Wörtern
	c) Lokalisation von Sätzen
Material	a) 1 Laut/1 Silbe
	b) 1 Wort
	c) 1 Satz
Durchführung	Der Therapeut versteckt sich im Raum (bzw. in einem von mehreren Räumen) und gibt einen Laut/eine Silbe, ein Wort oder einen Satz von sich. Das Kind soll ihn suchen. Die Übung kann auch mit einem kleinen Kassettenrecorder durchgeführt werden, der vom Therapeuten versteckt wird und von dem die entsprechenden verbalen Stimuli zu hören sind.
Variation	laute/leise Stimuli, sichtbar oder nicht – sichtbar (z. B. im Schrank)

Übung 3 – Lokalisation – Sprachliche Ebene

Ziel	a) Lokalisation von Lauten/Silben
	b) Lokalisation von Wörtern
	c) Lokalisation von Sätzen
Material	a) 1 Laut/1 Silbe
	b) 1 Wort
	c) 1 Satz
Durchführung	Der Therapeut geht durch den Raum und spricht dabei. Das Kind soll mit geschlossenen Augen folgen.
Variation	laute/leise Stimuli

Übung 4 – Lokalisation – Sprachliche Ebene

Ziel	a) Lokalisation von Lauten/Silben (rechts – links)
	b) Lokalisation von Wörtern (rechts – links)
	c) Lokalisation von Sätzen (rechts – links)
Material	a) 1 Laut/1 Silbe
	b) 1 Wort
	c) 1 Satz
Durchführung	Das Kind sitzt mit geschlossenen Augen auf einem Stuhl und soll zeigen, ob der Therapeut rechts oder links (vom Kind aus gesehen) verbale Stimuli erzeugt (selbst oder mit Kassettenrecorder, der an die entsprechende Stelle gehalten wird).
Variation	wie Übung 3

Übung 5 – Lokalisation – Sprachliche Ebene

Ziel	a) Lokalisation von Lauten/Silben (vorne – hinten)
	b) Lokalisation von Wörtern (vorne – hinten)
	c) Lokalisation von Sätzen (vorne – hinten)
Material	a) 1 Laut/1 Silbe
	b) 1 Wort
	c) 1 Satz
Durchführung	Das Kind sitzt mit geschlossenen Augen auf einem Stuhl und soll zeigen, ob der Therapeut vorne oder hinten (vom Kind aus gesehen) verbale Stimuli erzeugt.
Variation	wie Übung 3

Übung 6 – Lokalisation – Sprachliche Ebene

Ziel	a) Lokalisation von Lauten/Silben (oben – unten)
	b) Lokalisation von Wörtern (oben – unten)
	c) Lokalisation von Sätzen (oben – unten)
Material	a) 1 Laut/1 Silbe
	b) 1 Wort
	c) 1 Satz
Durchführung	Das Kind sitzt mit geschlossenen Augen auf einem Stuhl und soll zeigen, ob der Therapeut oben oder unten (vom Kind aus gesehen) verbale Stimuli erzeugt.
Variation	wie Übung 3

Übung 7 – Lokalisation – Sprachliche Ebene

Ziel	a) Lokalisation von Lauten/Silben (rechts – links – vorne – hinten)
	b) Lokalisation von Wörtern (rechts – links – vorne – hinten)
	c) Lokalisation von Sätzen (rechts – links – vorne – hinten)
Material	a) 1 Laut/1 Silbe
	b) 1 Wort
	c) 1 Satz
Durchführung	Das Kind sitzt mit geschlossenen Augen auf einem Stuhl und soll zeigen, ob der Therapeut rechts, links, vorne oder hinten (vom Kind aus gesehen) verbale Stimuli erzeugt.
Variation	wie Übung 3

Übung 8 – Lokalisation – Sprachliche Ebene

Ziel	a) Lokalisation von Lauten/Silben (rechts – links – oben – unten)
	b) Lokalisation von Wörtern (rechts – links – oben – unten)
	c) Lokalisation von Sätzen (rechts – links – oben – unten)
Material	a) 1 Laut/1 Silbe
	b) 1 Wort
	c) 1 Satz
Durchführung	Das Kind sitzt mit geschlossenen Augen auf einem Stuhl und soll zeigen, ob der Therapeut rechts, links, oben oder unten (vom Kind aus gesehen) verbale Stimuli erzeugt.
Variation	wie Übung 3

Übung 9 – Lokalisation – Sprachliche Ebene

Ziel	a) Lokalisation von Lauten/Silben (vorne – hinten – oben – unten)
	b) Lokalisation von Wörtern (vorne – hinten – oben – unten)
	c) Lokalisation von Sätzen (vorne – hinten – oben – unten)
Material	a) 1 Laut/1 Silbe
	b) 1 Wort
	c) 1 Satz
Durchführung	Das Kind sitzt mit geschlossenen Augen auf einem Stuhl und soll zeigen, ob der Therapeut vorne, hinten, oben oder unten (vom Kind aus gesehen) verbale Stimuli erzeugt.
Variation	wie Übung 3

Übung 10 – Lokalisation – Sprachliche Ebene

Ziel	a) Lokalisation von Lauten/Silben (nah – fern)
	b) Lokalisation von Wörtern (nah – fern)
	c) Lokalisation von Sätzen (nah – fern)
Material	a) 1 Laut/1 Silbe
	b) 1 Wort
	c) 1 Satz
Durchführung	Das Kind sitzt mit geschlossenen Augen auf einem Stuhl und soll sagen, ob der Therapeut nah oder fern (vom Kind aus gesehen) verbale Stimuli erzeugt.
Variation	wie Übung 3; verschiedene Richtungen mit einbeziehen

Hilfensystem „Lokalisation"

Hilfen-stufe	Interventionen des Therapeuten	Hilfentyp
0	keine Hilfe; das Kind beherrscht die Übung bereits beim ersten Versuch	
1	„Das stimmt nicht, überlege noch einmal."	unspezifischer Hinweis
2	„Das stimmt nicht ganz. Hör noch einmal gut zu." (Th. macht das/die Aufgabenitem/s noch einmal vor)	spez. Hinweis durch Wdhl. des/der Aufgabenitems
3	„Das stimmt nicht. Aus welcher Richtung hast Du das Geräusch (Ton/Klang, Stimme, Laut/Silbe, Wort, Satz) eben gehört?"	spez. Hinweis durch Wdhl. der Aufgaben-stellung
4	„Das stimmt nicht. Hör noch einmal gut zu und sage mir, aus welcher Richtung Du dieses Geräusch (...) hörst." (Th. wiederholt die Aufgabenstellung und macht das/die Aufgabenitem/s noch einmal vor)	direkte Handlungs-aufforderung
5	„Das stimmt auch nicht ganz. Schau her und hör gut zu. Sage mir bitte, aus welcher Richtung Du das Geräusch (...) hörst, das ich jetzt vormache. – Es kam aus dieser (Th. zeigt) Richtung." (Th. erarbeitet die Lösung mit dem Kind zusammen)	gemeinsames Erarbeiten der Lösung (mit visueller Unterstützung); ggf. kleinschrittige Erarbeitung notwendig

Diskrimination

Die Diskriminationsaufgaben befassen sich mit der Unterscheidung von nonverbalen und verbalen Stimuli. Auf außersprachlicher Ebene sind die Unterscheidungskriterien: Dauer, Lautstärke und Tonhöhe. Die Kriterien auf sprachlicher Ebene beziehen sich meist auf die Gleich- bzw. Verschiedenartigkeit der Stimuli, wobei die Leistungsanforderungen dadurch gesteigert werden, daß die Stimuli sich in einer zunehmend geringeren Anzahl von Merkmalen unterscheiden.

Außersprachliche Ebene

Übung 1 – Diskrimination – Außersprachliche Ebene

Ziel	a) Diskrimination von Geräuschen nach gleich/verschieden
	b) Diskrimination von Tönen/Klängen nach gleich/verschieden
	c) Diskrimination von Stimmerkmalen nach gleich/verschieden
Material	a) Geräusche
	b) Töne/Klänge
	c) Stimmerkmale
Durchführung	Der Therapeut gibt nacheinander 2 einzelne Stimuli. Das Kind soll entscheiden, ob es sich um gleiche oder unterschiedliche Stimuli handelt.
Variation	auditive Stimuli, die sich stark oder weniger stark voneinander unterscheiden; gleichzeitiges Anbieten der Stimuli

Übung 2 – Diskrimination – Außersprachliche Ebene

Ziel	a) Diskrimination von Geräuschen nach ihrer Dauer (lang/kurz)
	b) Diskrimination von Tönen/Klängen nach ihrer Dauer (lang/kurz)
	c) Diskrimination von Stimmerkmalen nach ihrer Dauer (lang/kurz)
Material	a) Geräusche
	b) Töne/Klänge
	c) Stimme
Durchführung	Der Therapeut variiert die Dauer der Stimuli (lang/kurz). Das Kind soll entscheiden, ob es sich um eine lange oder kurze Darbietung gehandelt hat. Zusätzliche graphische Darstellung sinnvoll (lang = langer Strich, kurz = kurzer Strich; unterschiedlich lange Blumen malen ...).
Variation	auditive Stimuli, die sich stark oder weniger stark voneinander unterscheiden; lang und kurz allmählich aneinander angleichen

Übung 3 – Diskrimination – Außersprachliche Ebene

Ziel	a) Diskrimination von Geräuschen nach ihrer Dauer (lang/mittel/kurz)
	b) Diskrimination von Tönen/Klängen nach ihrer Dauer (lang/mittellang/kurz)
	c) Diskrimination von Stimmerkmalen nach ihrer Dauer (lang/mittellang/kurz)
Material	a) Geräusche
	b) Töne/Klänge
	c) Stimmerkmale
Durchführung	Der Therapeut variiert die Dauer der Stimuli (lang/mittel/kurz). Das Kind soll entscheiden, ob es sich um eine lange, mittellange oder kurze Darbietung gehandelt hat. Zusätzliche graphische Darstellung sinnvoll (entsprechend Übung 2).
Variation	wie Übung 2

Übung 4 – Diskrimination – Außersprachliche Ebene

Ziel	a) Diskrimination von Geräuschen nach ihrer Lautstärke (laut/leise)
	b) Diskrimination von Tönen/Klängen nach ihrer Lautstärke (laut/leise)
	c) Diskrimination von Stimmerkmalen nach ihrer Lautstärke (laut/leise)
Material	a) Geräusche
	b) Töne/Klänge
	c) Stimmerkmale
Durchführung	Der Therapeut variiert die Lautstärke der Stimuli. Das Kind soll entscheiden, ob es sich um eine laute oder leise Darbietung gehandelt hat. Zusätzliche graphische Darstellung sinnvoll (z. B. laut = dicker Punkt, leise = dünner Punkt).
Variation	laut und leise allmählich aneinander angleichen; sich der Lautstärke der Stimuli entsprechend bewegen (z. B. zu lauten Stimuli trampeln und zu leisen Stimuli schleichen)

Übung 5 – Diskrimination – Außersprachliche Ebene

Ziel	a) Diskrimination von Geräuschen nach ihrer Lautstärke (laut/mittellaut/leise)
	b) Diskrimination von Tönen/Klängen nach ihrer Lautstärke (laut/mittellaut/leise)
	c) Diskrimination von Stimmerkmalen nach ihrer Lautstärke (laut/mittellaut/leise)
Material	a) Geräusche
	b) Töne/Klänge
	c) Stimmerkmale
Durchführung	Der Therapeut variiert die Lautstärke der Stimuli. Das Kind soll entscheiden, ob es sich um eine laute, mittellaute oder leise Darbietung gehandelt hat. Zusätzliche graphische Darstellung sinnvoll (entsprechend Übung 4).
Variation	wie Übung 4

Übung 6 – Diskrimination – Außersprachliche Ebene

Ziel	a) Diskrimination von Geräuschen nach ihrer Tonhöhe (hoch/tief)
	b) Diskrimination von Tönen/Klängen nach ihrer Tonhöhe (hoch/tief)
	c) Diskrimination von Stimmerkmalen nach ihrer Tonhöhe (hoch/tief)
Material	a) Geräusche
	b) Töne/Klänge
	c) Stimmerkmale
Durchführung	Der Therapeut variiert die Tonhöhe der Stimuli. Das Kind soll entscheiden, ob es sich um eine hohe oder tiefe Darbietung gehandelt hat. Zusätzliche graphische Darstellung sinnvoll (z. B. Position einer Figur auf einer Leiter: hoch = oben, tief = unten).
Variation	hoch und tief allmählich aneinander angleichen; sich der Tonhöhe der Stimuli entsprechend bewegen (z. B. zu hohen Stimuli auf Zehenspitzen gehen und Arme hochstrecken und zu tiefen Stimuli klein machen)

Übung 7 – Diskrimination – Außersprachliche Ebene

Ziel	a) Diskrimination von Geräuschen nach ihrer Tonhöhe (hoch/mittelhoch/tief)
	b) Diskrimination von Tönen/Klängen nach ihrer Tonhöhe (hoch/mittelhoch/tief)
	c) Diskrimination von Stimmerkmalen nach ihrer Tonhöhe (hoch/mittelhoch/tief)
Material	a) Geräusche
	b) Töne/Klänge
	c) Stimmerkmale
Durchführung	Der Therapeut variiert die Tonhöhe der Stimuli. Das Kind soll entscheiden, ob es sich um eine hohe, mittelhohe oder tiefe Darbietung gehandelt hat. Zusätzliche graphische Darstellung sinnvoll (wie Übung 6).
Variation	wie Übung 6

Übung 8 – Diskrimination – Außersprachliche Ebene

Ziel	a) Rhythmische Diskrimination von Geräuschen
	b) Rhythmische Diskrimination von Tönen/Klängen
	c) Rhythmische Diskrimination von Stimme
Material	a) Geräusche
	b) Töne/Klänge
	c) Stimmerkmale
Durchführung	Der Therapeut gibt zwei Rhythmen vor. Das Kind soll entscheiden, ob es sich um gleiche oder verschiedene Rhythmen gehandelt hat.
Variation	unterschiedlicher Schwierigkeitsgrad der Rhythmen

Übung 9 – Diskrimination – Außersprachliche Ebene

Ziel	b) Melodische Diskrimination von Tönen/Klängen
	c) Melodische Diskrimination von Stimme
Material	b) Töne/Klänge
	c) Stimme
Durchführung	Der Therapeut gibt zwei kurze Melodien vor (2–3 Töne). Das Kind soll entscheiden, ob es sich um gleiche oder verschiedene Melodien gehandelt hat.
Variation	Steigerung der Tonanzahl

Übung 10 – Diskrimination – Außersprachliche Ebene

Ziel	a) Diskrimination von Geräuschen nach ihrem Klangcharakter
	b) Diskrimination von Instrumenten nach ihrem Klangcharakter
	c) Diskrimination von Stimmen nach ihrem Klangcharakter
Material	a) verschiedene Geräusche, die in zwei klanglich ähnliche Gruppen eingeteilt werden können (z. B. kurze vs. lange Geräusche; Geräusche, die einander jeweils sehr ähnlich sind ...)
	b) verschiedene Instrumente, die in zwei klanglich ähnliche Gruppen eingeteilt werden können (z. B. helle und dunkle Klänge)
	c) verschiedene Stimmen (Tonbandaufnahme), die in klanglich ähnliche Gruppen eingeteilt werden können (z. B. helle und dunkle Stimmen; Männer-, Frauen- und Kinderstimmen ...)
Durchführung	Kind und Therapeut versuchen, die verschiedenen auditiven Stimuli in zwei klanglich ähnliche Gruppen einzuteilen.
Variation	mehrere Gruppen bilden

Sprachliche Ebene

Übung 1 – Diskrimination – Sprachliche Ebene

Ziel	b) Diskrimination von Wörtern nach ihrer Silbenanzahl
	c) Diskrimination von Sätzen nach ihrer Wortanzahl
Material	b) Wörter mit unterschiedlicher Anzahl von Silben
	c) Sätze mit unterschiedlicher Anzahl von Wörtern
Durchführung	Therapeut und Kind sprechen gemeinsam Wörter/Sätze. Pro Silbe/Wort gehen sie einen Schritt weiter, klatschen in die Hände ...
Variation	mit/ohne Mundbild; einer spricht vor, der andere führt die Übung aus; Wörter/Sätze mit deutlich unterschiedlicher Silben-/Wortanzahl bzw. Wörter/Sätze mit sehr ähnlicher Silben-/Wortanzahl

Übung 2 – Diskrimination – Sprachliche Ebene

Ziel	a) Diskrimination von Lauten/Silben nach gleich/verschieden
	b) Diskrimination von Wörtern nach gleich/verschieden
	c) Diskrimination von Sätzen nach gleich/verschieden
Material	a) Laute/Silben, die sich in ihren phonetischen Merkmalen stark voneinander unterscheiden (6 oder mehr Merkmale Unterschied)
	b) Wörter, die sich in ihrer Länge, ihrer Akzentuierung und ihrer phonematischen Struktur stark voneinander unterscheiden
	c) Sätze, die sich in ihrer Länge/Wortanzahl, ihrer Akzentuierung und ihrer phonematischen Struktur stark voneinander unterscheiden
Durchführung	Der Therapeut äußert 2 auditive Stimuli. Das Kind soll entscheiden, ob die beiden Stimuli gleich oder verschieden waren.
Variation	mit/ohne Mundbild; mit/ohne Bildunterstützung

Übung 3 – Diskrimination – Sprachliche Ebene

Ziel	a) Diskrimination von Lauten/Silben nach gleich/verschieden
	b) Diskrimination von Wörtern nach gleich/verschieden
	c) Diskrimination von Sätzen nach gleich/verschieden
Material	a) Laute/Silben, die sich in ihren phonetischen Merkmalen weniger stark voneinander unterscheiden (3–5 Merkmale Unterschied)
	b) Wörter, die sich in ihrer Akzentuierung und ihrer phonematischen Struktur voneinander unterscheiden
	c) Sätze, die sich in ihrer Akzentuierung und ihrer phonematischen Struktur voneinander unterscheiden
Durchführung	wie Übung 2
Variation	wie Übung 2

Übung 4 – Diskrimination – Sprachliche Ebene

Ziel	a) Diskrimination von Lauten/Silben nach gleich/verschieden
	b) Diskrimination von Wörtern nach gleich/verschieden
	c) Diskrimination von Sätzen nach gleich/verschieden
Material	a) Laute/Silben, die sich in ihren phonetischen Merkmalen nur minimal voneinander unterscheiden (1–2 Merkmale Unterschied)
	b) Wörter, die sich in ihrer phonematischen Struktur nur minimal voneinander unterscheiden (Minimalpaare)
	c) Sätze, die sich in ihrer phonematischen Struktur nur minimal voneinander unterscheiden
Durchführung	wie Übung 2
Variation	wie Übung 2

Übung 5 – Diskrimination – Sprachliche Ebene

Ziel	a) Diskrimination von Lauten/Silben nach lang/kurz b) Diskrimination von Wörtern nach lang/kurz c) Diskrimination von Sätzen nach lang/kurz
Material	a) Laute/Silben, die sich in ihrer Dauer stark voneinander unterscheiden (bewußte Verstärkung des Kontrastes) b) Wörter, die sich in ihrer Silbenanzahl (3 oder mehrere Silben Unterschied) stark voneinander unterscheiden c) Sätze, die sich in ihrer Wortanzahl (3 oder mehrere Wörter Unterschied) stark voneinander unterscheiden
Durchführung	Der Therapeut äußert 2 auditive Stimuli. Das Kind soll entscheiden, welcher der beiden Stimuli länger/kürzer war.
Variation	wie Übung 2; bei Lauten/Silben und Wörtern auch Diskrimination nach Tonhöhe (hoch/tief) oder Lautstärke (laut/leise), bei Sätzen z. B. Diskrimination von Frage- und Antwortsatz anhand der Tonhöhe

Übung 6 – Diskrimination – Sprachliche Ebene

Ziel	a) Diskrimination von Lauten/Silben nach lang/kurz b) Diskrimination von Wörtern nach lang/kurz c) Diskrimination von Sätzen nach lang/kurz
Material	a) Laute/Silben, die sich in ihrer Dauer voneinander unterscheiden, wobei die bewußte Verstärkung des Kontrastes durch den Therapeuten unterbleibt b) Wörter, die sich in ihrer Silbenanzahl weniger stark voneinander unterscheiden (2 Silben Unterschied) c) Sätze, die sich in ihrer Wortanzahl weniger stark voneinander unterscheiden (2 Wörter Unterschied)
Durchführung	wie Übung 5
Variation	wie Übung 5

Übung 7 – Diskrimination – Sprachliche Ebene

Ziel	b) Diskrimination von Wörtern nach lang/kurz c) Diskrimination von Sätzen nach lang/kurz
Material	b) Wörter, die sich in ihrer Silbenanzahl nur minimal voneinander unterscheiden (1 Silbe Unterschied) c) Sätze, die sich in ihrer Wortanzahl nur minimal voneinander unterscheiden (1 Wort Unterschied)
Durchführung	wie Übung 5
Variation	wie Übung 5

Übung 8 – Diskrimination – Sprachliche Ebene

Ziel	b) Diskrimination von Wörtern aufgrund ihrer Länge bei gegensätzlicher inhaltlicher Assoziation
	c) Diskrimination von Sätzen aufgrund ihrer Länge bei gegensätzlicher inhaltlicher Assoziation
Material	b) Wörter mit unterschiedlicher Länge, die eine zur Länge des Wortes gegensätzliche Assoziation haben (z. B. groß – klitzeklein)
	c) Sätze mit unterschiedlicher Länge, die eine zur Länge des Satzes gegensätzliche Assoziation haben. (Der Tag ist lang. Heute morgen regenete es ganz kurz.)
Durchführung	wie Übung 5
Variation	mit/ohne Mundbild

Übung 9 – Diskrimination – Sprachliche Ebene

Ziel	b) Diskrimination von Wörtern nach ihrer Ähnlichkeit
	c) Diskrimination von Sätzen nach ihrer Ähnlichkeit
Material	b) Wörter, die sich reimen
	c) Sätze, die sich reimen
Durchführung	Therapeut und Kind suchen gemeinsam Wörter/Sätze, die sich reimen. Der Therapeut kann auch Wörter/Sätze vorgeben, bei denen das Kind entscheiden soll, ob diese sich reimen oder nicht.
Variation	mit/ohne Mundbild

Übung 10 – Diskrimination – Sprachliche Ebene

Ziel	Diskrimination von Sätzen/Text
Material	kurze Geschichten aus ca. 3 Sätzen
Durchführung	Der Therapeut erzählt dem Kind eine kurze Geschichte zweimal. Das Kind soll entscheiden, ob es beide Male die gleiche Geschichte gehört hat.
Variation	mit/ohne Mundbild; mit/ohne Bildunterstützung

Hilfensystem „Diskrimination"

Hilfen-stufe	Interventionen des Therapeuten	Hilfentyp
0	keine Hilfe; das Kind beherrscht die Übung bereits beim ersten Versuch	
1	„Das stimmt nicht, überlege noch einmal."	unspezifischer Hinweis
2	„Das stimmt nicht ganz. Hör noch einmal gut zu." (Th. macht das/die Aufgabenitem/s noch einmal vor)	spez. Hinweis durch Wdhl. des/der Aufgabenitems
3	„Das stimmt nicht. Ist dieses Geräusch (Ton/Klang, Stimme, Laut/Silbe, Wort, Satz) das gleiche wie das, das Du eben gehört hast?"	spez. Hinweis durch Wdhl. des/der Zielitems
4	„Das stimmt nicht. Hör noch einmal gut zu und sage mir, ob dieses Geräusch (...) das gleiche ist wie das, das ich Dir jetzt vormache." (Th. macht Ziel- und Aufgabenitem/s noch einmal vor)	direkte Handlungs-aufforderung
5	„Das stimmt auch nicht ganz. Schau her und hör gut zu. Sage mir bitte, ob dieses Geräusch (...) das gleiche ist wie das, das ich jetzt vormache. – Es war/war nicht das gleiche." (Th. erarbeitet die Lösung mit dem Kind zusammen)	gemeinsames Erarbeiten der Lösung (mit visueller Unterstützung); ggf. kleinschrittige Erarbeitung notwendig

Selektion

Im Übungsabschnitt zur Selektion sollen relevante Stimuli aus Umgebungsgeräuschen herausgefiltert werden. Dabei müssen die Zielitems zunächst von dem Hintergrundgeräusch unterschieden werden. Schwierigkeitssteigerungen können dadurch vorgenommen werden, daß sich die herauszufilternden Stimuli immer weniger vom Hintergrundgeräusch bzw., bei Vorkommen mehrerer Stimuli, auch voneinander in geringerem Maße unterscheiden.

Außersprachliche Ebene

Übung 1 – Selektion – Außersprachliche Ebene

Ziel	a) Selektion von Geräuschen
Material	Geräusch; Hintergrundgeräusch (z. B. Straßen- bzw. Baulärm oder Lärm aus Kindergarten/Schule)
Durchführung	Während das Hintergrundgeräusch hörbar ist, erzeugt der Therapeut ein Geräusch. Das Kind, das die Augen geschlossen hat, soll sagen, wann es das Geräusch trotz Hintergrundlärm hört.
Variation	Geräusch, das sich stark oder weniger stark vom Hintergrundgeräusch abhebt; laut/leise

Übung 2 – Selektion – Außersprachliche Ebene

Ziel	a) Selektion von Geräuschen
Material	2 Geräusche; Hintergrundgeräusch
Durchführung	Während das Hintergrundgeräusch hörbar ist, erzeugt der Therapeut eines der beiden Geräusche. Das Kind, das die Augen geschlossen hat, soll sagen, welches Geräusch es trotz Hintergrundlärm gehört hat.
Variation	Geräusche, die sich stark oder weniger stark voneinander unterscheiden; Geräusche, die sich stark oder weniger stark vom Hintergrundgeräusch abheben; laut/leise

Übung 3 – Selektion – Außersprachliche Ebene

Ziel	a) Selektion von Geräuschen
Material	geräuscherzeugende Gegenstände im Raum; Hintergrundgeräusch
Durchführung	Während das Hintergrundgeräusch hörbar ist, erzeugen Kind und Therapeut abwechselnd Geräusche im Therapieraum, die der jeweils andere Partner, der die Augen geschlossen hat, erraten/nachmachen soll.
Variation	leicht oder schwer erkennbare Geräusche; Geräusche, die sich stark oder schwach vom Hintergrundgeräusch abheben; laut/leise

Übung 4 – Selektion – Außersprachliche Ebene

Ziel	a) Selektion von Geräuschen
Material	Geräusche am eigenen Körper; Hintergrundgeräusch
Durchführung	Während das Hintergrundgeräusch hörbar ist, erzeugen Kind und Therapeut abwechselnd Geräusche mit dem eigenen Körper (z. B. Klatschen, Füße stampfen, Geräusche mit dem Mund), die der jeweils andere Partner, der die Augen geschlossen hat, erraten/nachmachen soll.
Variation	wie Übung 3

Übung 5 – Selektion – Außersprachliche Ebene

Ziel	b) Selektion von Tönen/Klängen
Material	1 Instrument; Hintergrundgeräusch
Durchführung	Während das Hintergrundgeräusch hörbar ist, erzeugt der Therapeut mit dem Instrument einen Ton/Klang. Das Kind, das die Augen geschlossen hat, soll sagen, wann es das Instrument trotz Hintergrundlärm hört.
Variation	Instrument, das sich stark oder weniger stark vom Hintergrundgeräusch abhebt; laut/leise

Übung 6 – Selektion – Außersprachliche Ebene

Ziel	b) Selektion von Tönen/Klängen
Material	2 Instrumente; Hintergrundgeräusch
Durchführung	Während das Hintergrundgeräusch hörbar ist, erzeugt der Therapeut mit einem der Instrumente einen Ton/Klang. Das Kind, das die Augen geschlossen hat, soll sagen, welches Instrument es trotz Hintergrundlärm gehört hat.
Variation	Instrumente, die sich stark oder weniger stark voneinander unterscheiden; Instrumente, die sich stark oder weniger stark vom Hintergrundgeräusch unterscheiden; laut/leise; Rollentausch

Übung 7 – Selektion – Außersprachliche Ebene

Ziel	b) Selektion von Tönen/Klängen
Material	3 Instrumente; Hintergrundgeräusch
Durchführung	Während das Hintergrundgeräusch hörbar ist, erzeugt der Therapeut mit einem der Instrumente einen Ton/Klang. Das Kind, das die Augen geschlossen hat, soll sagen, welches Instrument es trotz Hintergrundlärm gehört hat.
Variation	wie Übung 6

Übung 8 – Selektion – Außersprachliche Ebene

Ziel	c) Selektion von Stimme
Material	Stimme; Hintergrundgeräusch
Durchführung	Während das Hintergrundgeräusch hörbar ist, singt der Therapeut einen Ton. Das Kind, das die Augen geschlossen hat, soll sagen, wann es den Ton hört.
Variation	Ton, der sich stark oder weniger stark vom Hintergrundgeräusch abhebt; laut/leise; Rollentausch

Übung 9 – Selektion – Außersprachliche Ebene

Ziel	c) Selektion von Stimme
Material	Tierstimmen nachahmen; Hintergrundgeräusch
Durchführung	Während das Hintergrundgeräusch hörbar ist, ahmen Kind und Therapeut abwechselnd Tierstimmen nach, die der jeweils andere erraten soll.
Variation	Tierstimmen, die sich stark oder weniger stark voneinander unterscheiden; Tierstimmen, die sich stark oder weniger stark vom Hintergrundgeräusch abheben; laut/leise; mit/ohne Blickkontakt

Übung 10 – Selektion – Außersprachliche Ebene

Ziel	c) Selektion von Stimme
Material	Melodien bekannter Kinderlieder; Hintergrundgeräusch
Durchführung	Während das Hintergrundgeräusch hörbar ist, stimmen Kind und Therapeut abwechselnd bekannte Kinderlieder an, die der jeweils andere mitsingen oder weitersingen soll.
Variation	mit/ohne Blickkontakt

Sprachliche Ebene

Übung 1 – Selektion – Sprachliche Ebene

Ziel	a) Selektion von Lauten/Silben
	b) Selektion von Wörtern
	c) Selektion von Sätzen
Material	a) 1 Laut/1 Silbe; Hintergrundgeräusch
	b) Einsilbige Wörter; Hintergrundgeräusch
	c) Zweiwortsätze; Hintergrundgeräusch
Durchführung	Während das Hintergrundgeräusch hörbar ist, äußert der Therapeut einen der o. g. verbalen Stimuli. Das Kind soll angeben, wann der Therapeut etwas gesagt hat, und was er gesagt hat.
Variation	Verbale Stimuli, die sich stark oder weniger stark vom Hintergrundgeräusch unterscheiden

Übung 2 – Selektion – Sprachliche Ebene

Ziel	a) Selektion von Lauten/Silben
	b) Selektion von Wörtern
	c) Selektion von Sätzen
Material	a) 2 Laute/Silben; Hintergrundgeräusch
	b) Zweisilbige Wörter; Hintergrundgeräusch
	c) Dreiwortsätze; Hintergrundgeräusch
Durchführung	Während das Hintergrundgeräusch hörbar ist, äußert der Therapeut die jeweils o. g. verbalen Stimuli. Das Kind soll angeben, wann der Therapeut etwas gesagt hat, und was er gesagt hat.
Variation	Verbale Stimuli, die sich stark oder weniger stark voneinander (auf Wortebene bis hin zu Minimalpaarübungen) bzw. vom Hintergrundgeräusch unterscheiden

Übung 3 – Selektion – Sprachliche Ebene

Ziel	a) Selektion von Lauten/Silben
	b) Selektion von Wörtern
	c) Selektion von Sätzen
Material	a) Laute/Silben; Hintergrundgeräusch
	b) Dreisilbige Wörter; Hintergrundgeräusch
	c) Vierwortsätze; Hintergrundgeräusch
Durchführung	Während das Hintergrundgeräusch hörbar ist, äußert der Therapeut die jeweils der o. g. verbalen Stimuli. Das Kind soll angeben, wann der Therapeut etwas gesagt hat, und was er gesagt hat.
Variation	wie Übung 2

Übung 4 – Selektion – Sprachliche Ebene

Ziel	b) Selektion von Wörtern
Material	Wörter; Gegenstands- bzw. Situationsbilder; Hintergrundgeräusch
Durchführung	Während das Hintergrundgeräusch hörbar ist, fordert der Therapeut das Kind auf, zu den von ihm geäußerten Wörtern das entsprechende Bild zu zeigen.
Variation	wie Übung 2

Übung 5 – Selektion – Sprachliche Ebene

Ziel	c) Selektion von Sätzen
Material	Sätze, Gegenstands- bzw. Situationsbilder; Hintergrundgeräusch
Durchführung	Während das Hintergrundgeräusch hörbar ist, fordert der Therapeut das Kind auf, zu den von ihm geäußerten Sätzen das entsprechende Bild zu zeigen.
Variation	wie Übung 2

Übung 6 – Selektion – Sprachliche Ebene

Ziel	c) Selektion von Sätzen
Material	einfache einteilige Anweisungen; Hintergrundgeräusch
Durchführung	Während das Hintergrundgeräusch hörbar ist, gibt der Therapeut dem Kind einfache einteilige Anweisungen, die es ausführen soll (z. B. „Gib mir ...“).
Variation	wie Übung 2

Übung 7 – Selektion – Sprachliche Ebene

Ziel	c) Selektion von Sätzen
Material	komplexere einteilige Anweisungen; Hintergrundgeräusch
Durchführung	Während das Hintergrundgeräusch hörbar ist, gibt der Therapeut dem Kind komplexere einteilige Anweisungen, die es ausführen soll (z. B. „Lege ... auf/unter den Tisch.“).
Variation	wie Übung 2

Übung 8 – Selektion – Sprachliche Ebene

Ziel	c) Selektion von Sätzen
Material	einfache zweiteilige Anweisungen; Hintergrundgeräusch
Durchführung	Während das Hintergrundgeräusch hörbar ist, gibt der Therapeut dem Kind einfache zweiteilige Anweisungen, die es ausführen soll (z. B. „Gib mir ... und ...“).
Variation	wie Übung 2

Übung 9 – Selektion – Sprachliche Ebene

Ziel	c) Selektion von Sätzen
Material	komplexere zweiteilige Anweisungen; Hintergrundgeräusch
Durchführung	Während das Hintergrundgeräusch hörbar ist, gibt der Therapeut dem Kind komplexere zweiteilige Anweisungen, die es ausführen soll (z. B. „Hole ... und lege es auf den Tisch.“).
Variation	wie Übung 2

Übung 10 – Selektion – Sprachliche Ebene

Ziel	c) Selektion von Sätzen
Material	einfache dreiteilige Anweisungen; Hintergrundgeräusch
Durchführung	Während das Hintergrundgeräusch hörbar ist, gibt der Therapeut dem Kind einfache dreiteilige Anweisungen, die es ausführen soll (z. B. „Hole ..., ... und ...“).
Variation	wie Übung 2

Hilfensystem „Selektion"

Hilfenstufe	Interventionen des Therapeuten	Hilfentyp
0	keine Hilfe; das Kind beherrscht die Übung bereits beim ersten Versuch	
1	„Das stimmt nicht, überlege noch einmal."	unspezifischer Hinweis
2	„Das stimmt nicht ganz. Hör noch einmal gut zu." (Th. macht das/die Aufgabenitem/s noch einmal vor)	spez. Hinweis durch Wdhl. des/der Aufgabenitems
3	„Das stimmt nicht. Was hast Du eben gehört, obwohl es im Hintergrund laut war?"	spez. Hinweis durch Wdhl. der Aufgabenstellung
4	„Das stimmt nicht. Hör noch einmal gut zu und sage mir, was Du hörst, obwohl es im Hintergrund laut ist." (Th. wiederholt die Aufgabenstellung und macht das/die Aufgabenitem/s noch einmal vor)	direkte Handlungsaufforderung
5	„Das stimmt auch nicht ganz. Schau her und hör gut zu. Sage mir bitte, was Du hörst, obwohl es im Hintergrund laut ist. – Es war … zu hören." (Th. erarbeitet die Lösung mit dem Kind zusammen)	gemeinsames Erarbeiten der Lösung (mit visueller Unterstützung); ggf. kleinschrittige Erarbeitung notwendig

Analyse

Die Übungen zur Verbesserung analytischer Fähigkeiten untergliedern sich in Identifikations- und Positionsbestimmungsleistungen. Während bei der Identifikation zu bestimmen ist, ob sich das Zielitem in z. B. einer Reihe von Items befindet oder nicht, geht es bei der Positionsbestimmung sowohl um die Identifikation des Zielitems als auch um die Bestimmung der Position des Zielitems innerhalb einer Reihe oder eines Wortes/Satzes. Die Aufgabe wird in ihrer Komplexität durch eine zunehmende Reihenlänge und höhere Diskriminationsanforderungen gesteigert.

Außersprachliche Ebene

Bei den folgenden Teilfunktionen (Analyse, Synthese und Ergänzung), die sich im zugrundeliegenden Modell auf der Ebene der Klassifikation befinden, wurden lediglich Übungen zur sprachlichen Ebene zusammengestellt, da es sich hier um sehr sprachspezifische Leistungen handelt und außersprachliche Übungen auf diesen hohen Verarbeitungsebenen sehr schwierig sind und keine wirkliche Vorbereitung auf Übungen auf sprachlicher Ebene mehr darstellen.

Sprachliche Ebene

Übung 1 – Analyse – Sprachliche Ebene

Ziel	a) Identifikation eines Lautes im Wort
	b) Identifikation eines Wortes in einer Wortreihe
	c) Identifikation eines Wortes im Satz
Material	a) Einsilbige Wörter (Ziellaut im An- oder Auslaut)
	b) Wortreihe aus 2 Wörtern (Zielwort am Anfang oder Ende)
	c) Zweiwortsatz (Zielwort am Anfang oder Ende)
Durchführung	Das Kind soll erkennen, ob ein zuvor genannter Stimulus in dem vom Therapeuten vorgegebenen Wort, der Wortfolge bzw. dem Satz enthalten ist.
Variation	mit/ohne Mundbild; erst visuell und auditiv leicht differenzierbare Laute, Wörter oder Sätze, dann schwerer differenzierbare Stimuli

Übung 2 – Analyse – Sprachliche Ebene

Ziel	a) Identifikation eines Lautes/einer Silbe im Wort
	b) Identifikation eines Wortes in einer Wortreihe
	c) Identifikation eines Wortes im Satz
Material	a) Zweisilbige Wörter (Ziellaut/-silbe am Anfang oder Ende)
	b) Wortreihe aus 3 Wörtern (Zielwort am Anfang oder Ende)
	c) Dreiwortsatz (Zielwort am Anfang oder Ende)
Durchführung	Das Kind soll erkennen, ob ein zuvor genannter Stimulus in dem vom Therapeuten vorgegebenen Wort, der Wortfolge bzw. dem Satz enthalten ist.
Variation	mit/ohne Mundbild; erst visuell und auditiv leicht differenzierbare Laute, Silben, Wörter oder Sätze, dann schwerer differenzierbare Stimuli

Übung 3 – Analyse – Sprachliche Ebene

Ziel	a) Identifikation eines Lautes/einer Silbe im Wort
	b) Identifikation eines Wortes in einer Wortreihe
	c) Identifikation eines Wortes im Satz
Material	a) Zweisilbige Wörter (Ziellaut/-silbe am Anfang, in der Mitte oder am Ende)
	b) Wortreihe aus 3 Wörtern (Zielwort am Anfang, in der Mitte oder am Ende)
	c) Dreiwortsatz (Zielwort am Anfang, in der Mitte oder am Ende)
Durchführung	wie Übung 2
Variation	wie Übung 2

Übung 4 – Analyse – Sprachliche Ebene

Ziel	a) Identifikation eines Lautes/einer Silbe im Wort
	b) Identifikation eines Wortes in einer Wortreihe
	c) Identifikation eines Wortes im Satz
Material	a) Dreisilbige Wörter (Ziellaut/-silbe am Anfang oder Ende)
	b) Wortreihe aus 4 Wörtern (Zielwort am Anfang oder Ende)
	c) Vierwortsatz (Zielwort am Anfang oder Ende)
Durchführung	Das Kind soll erkennen, ob ein zuvor genannter Stimulus in dem vom Therapeuten vorgegebenen Wort, der Wortfolge bzw. dem Satz enthalten ist.
Variation	wie Übung 2

Übung 5 – Analyse – Sprachliche Ebene

Ziel	a) Identifikation eines Lautes/einer Silbe im Wort
	b) Identifikation eines Wortes in einer Wortreihe
	c) Identifikation eines Wortes im Satz
Material	a) Dreisilbige Wörter (Ziellaut/-silbe am Anfang, in der Mitte oder am Ende)
	b) Wortreihe aus 4 Wörtern (Zielwort am Anfang, in der Mitte oder am Ende)
	c) Vierwortsatz (Zielwort am Anfang, in der Mitte oder am Ende)
Durchführung	Das Kind soll erkennen, ob ein zuvor genannter Stimulus in dem vom Therapeuten vorgegebenen Wort, der Wortfolge bzw. dem Satz enthalten ist.
Variation	wie Übung 2

Übung 6 – Analyse – Sprachliche Ebene

Ziel	a) Positionsbestimmung eines Lautes im Wort
	b) Positionsbestimmung eines Wortes in einer Wortreihe
	c) Positionsbestimmung eines Wortes im Satz
Material	a) Einsilbige Wörter (Ziellaut im An- oder Auslaut)
	b) Wortreihe aus 2 Wörtern (Zielwort am Anfang oder Ende)
	c) Zweiwortsatz (Zielwort am Anfang oder Ende)
Durchführung	Das Kind soll erkennen, in welcher Position ein zuvor genannter Stimulus in dem vom Therapeuten vorgegebenen Wort, der Wortfolge bzw. dem Satz steht.
Variation	wie Übung 1

Übung 7 – Analyse – Sprachliche Ebene

Ziel	a) Positionsbestimmung eines Lautes/einer Silbe im Wort
	b) Positionsbestimmung eines Wortes in einer Wortreihe
	c) Positionsbestimmung eines Wortes im Satz
Material	a) Zweisilbige Wörter (Ziellaut/-silbe am Anfang oder Ende)
	b) Wortreihe aus 3 Wörtern (Zielwort am Anfang oder Ende)
	c) Dreiwortsatz (Zielwort am Anfang oder Ende)
Durchführung	Das Kind soll erkennen, in welcher Position ein zuvor genannter Stimulus in dem vom Therapeuten vorgegebenen Wort, der Wortfolge bzw. dem Satz steht.
Variation	wie Übung 2

Übung 8 – Analyse – Sprachliche Ebene

Ziel	a) Positionsbestimmung eines Lautes/einer Silbe im Wort
	b) Positionsbestimmung eines Wortes in einer Wortreihe
	c) Positionsbestimmung eines Wortes im Satz
Material	a) Zweisilbige Wörter (Ziellaut/-silbe am Anfang, in der Mitte oder am Ende)
	b) Wortreihe aus 3 Wörtern (Zielwort am Anfang, in der Mitte oder am Ende)
	c) Dreiwortsatz (Zielwort am Anfang, in der Mitte oder am Ende)
Durchführung	Das Kind soll erkennen, in welcher Position ein zuvor genannter Stimulus in dem vom Therapeuten vorgegebenen Wort, der Wortfolge bzw. dem Satz steht.
Variation	wie Übung 2

Übung 9 – Analyse – Sprachliche Ebene

Ziel	a) Positionsbestimmung eines Lautes/einer Silbe im Wort
	b) Positionsbestimmung eines Wortes in einer Wortreihe
	c) Positionsbestimmung eines Wortes im Satz
Material	a) Dreisilbige Wörter (Ziellaut/-silbe am Anfang oder Ende)
	b) Wortreihe aus 4 Wörtern (Zielwort am Anfang oder Ende)
	c) Vierwortsatz (Zielwort am Anfang oder Ende)
Durchführung	Das Kind soll erkennen, in welcher Position ein zuvor genannter Stimulus in dem vom Therapeuten vorgegebenen Wort, der Wortfolge bzw. dem Satz steht.
Variation	wie Übung 2

Übung 10 – Analyse – Sprachliche Ebene

Ziel	a) Positionsbestimmung eines Lautes/einer Silbe im Wort
	b) Positionsbestimmung eines Wortes in einer Wortreihe
	c) Positionsbestimmung eines Wortes im Satz
Material	a) Dreisilbige Wörter (Ziellaut/-silbe am Anfang, in der Mitte oder am Ende)
	b) Wortreihe aus 4 Wörtern (Zielwort am Anfang, in der Mitte oder am Ende)
	c) Vierwortsatz (Zielwort am Anfang, in der Mitte oder am Ende)
Durchführung	Das Kind soll erkennen, in welcher Position ein zuvor genannter Stimulus in dem vom Therapeuten vorgegebenen Wort, der Wortfolge bzw. dem Satz steht.
Variation	wie Übung 2

Hilfensystem „Analyse"

Hilfen-stufe	Interventionen des Therapeuten	Hilfentyp
0	keine Hilfe; das Kind beherrscht die Übung bereits beim ersten Versuch	
1	„Das stimmt nicht, überlege noch einmal."	unspezifischer Hinweis
2	„Das stimmt nicht ganz. Hör noch einmal gut zu." (Th. macht das/die Aufgabenitem/s noch einmal vor)	spez. Hinweis durch Wdhl. des/der Aufgabenitems
3	„Das stimmt nicht. Hast Du diesen Laut (Silbe, Wort, Satz) eben dabei gehört?" (Identifikation) (Th. macht Zielitem/s noch einmal vor) „Das stimmt nicht. An welcher Stelle hast Du diesen Laut (Silbe, Wort, Satz) eben gehört?" (Positionsbestimmung) (Th. macht Zielitem/s noch einmal vor)	spez. Hinweis durch Wdhl. des/der Zielitems
4	„Das stimmt nicht. Hör noch einmal gut zu und sage mir, ob dieser Laut (...) bei der folgenden Reihe dabei ist." (Identifikation) (Th. macht Ziel- und Aufgabenitem/s noch einmal vor) „Das stimmt nicht ganz. Hör noch einmal gut zu und sage mir, an welcher Stelle dieser Laut (...) in der folgenden Reihe steht." (Positionsbestimmung) (Th. macht Ziel- und Aufgabenitem/s noch einmal vor)	direkte Handlungs-aufforderung
5	„Das stimmt auch nicht ganz. Schau her und hör gut zu. Sage mir bitte, ob dieser Laut (...) bei den anderen dabei ist. – Er war/war nicht dabei." (Identifikation) (Th. erarbeitet die Lösung mit dem Kind zusammen) „Das stimmt auch nicht ganz. Schau her und hör gut zu. Du sollst sagen, an welcher Stelle dieser Laut (...) in der Reihe steht. – Er steht ... ." (Positionsbestimmung) (Th. erarbeitet die Lösung mit dem Kind zusammen)	gemeinsames Erarbeiten der Lösung (mit visueller Unterstützung); ggf. kleinschrittige Erarbeitung notwendig

Synthese

Sprachliche Ebene

Übung 1 – Synthese – Sprachliche Ebene

Ziel	Synthese von Wörtern zu Komposita
Material	Komposita aus 2 Wörtern (Bsp.: Haus-boot)
Durchführung	Der Therapeut spricht dem Kind zwei Wörter vor, die es zusammengesetzt aussprechen soll (z. B. Haus/Boot = Hausboot). Es wird dabei über die Bedeutung der einzelnen Wörter sowie der daraus resultierenden Komposita gesprochen.
Variation	mit/ohne Mundbild; mit/ohne Bildunterstützung

Übung 2 – Synthese – Sprachliche Ebene

Ziel	Synthese von Wörtern zu Komposita
Material	Komposita aus 3 Wörtern (Bsp.: Haus-tür-schlüssel)
Durchführung	Der Therapeut spricht dem Kind drei Wörter vor, die es zu einem Kompositum zusammengesetzt aussprechen soll (z. B. Haus/Tür/Schlüssel = Haustürschlüssel). Es wird dabei über die Bedeutung der einzelnen Wörter sowie der daraus resultierenden Komposita gesprochen.
Variation	wie Übung 1

Übung 3 – Synthese – Sprachliche Ebene

Ziel	Synthese von Silben zu Wörtern
Material	Wörter aus 2 Silben (Bsp.: Ta-fel)
Durchführung	Der Therapeut spricht dem Kind zwei Silben vor, die es zu einem Wort zusammengesetzt aussprechen soll (z. B. Ta/fel = Tafel). Es wird dabei über die Bedeutung der aus der Zusammensetzung resultierenden Wörter gesprochen.
Variation	wie Übung 1

Übung 4 – Synthese – Sprachliche Ebene

Ziel	Synthese von Silben zu Wörtern
Material	Wörter aus 3 Silben (Bsp.: Ta-pe-te)
Durchführung	Der Therapeut spricht dem Kind drei Silben vor, die es zu einem Wort zusammengesetzt aussprechen soll (z. B. Ta/pe/te = Tapete). Es wird dabei über die Bedeutung der aus der Zusammensetzung resultierenden Wörter gesprochen.
Variation	wie Übung 1

Übung 5 – Synthese – Sprachliche Ebene

Ziel	Synthese von Silben zu Wörtern
Material	Wörter aus 4 Silben (Bsp.: Kin-der-gar-ten)
Durchführung	Der Therapeut spricht dem Kind vier Silben vor, die es zu einem Wort zusammengesetzt aussprechen soll (z. B. Kin/der/gar/ten = Kindergarten). Es wird dabei über die Bedeutung der aus der Zusammensetzung resultierenden Wörter gesprochen.
Variation	wie Übung 1

Übung 6 – Synthese – Sprachliche Ebene

Ziel   Synthese von Lauten zu Wörtern
Material   Wörter aus 2 Lauten (Kuh – [ku:])
Durchführung Der Therapeut spricht dem Kind zwei Laute vor, die es zu einem Wort zusammengesetzt aussprechen soll (z. B. [k]-[u:] = Kuh). Es wird dabei über die Bedeutung der aus der Zusammensetzung resultierenden Wörter gesprochen.
Variation   wie Übung 1

Übung 7 – Synthese – Sprachliche Ebene

Ziel   Synthese von Lauten zu Wörtern
Material   Wörter aus 3 Lauten (Tisch – [tɪʃ])
Durchführung Der Therapeut spricht dem Kind drei Laute vor, die es zu einem Wort zusammengesetzt aussprechen soll (z. B. [t]-[ɪ]-[ʃ] = Tisch). Es wird dabei über die Bedeutung der aus der Zusammensetzung resultierenden Wörter gesprochen.
Variation   wie Übung 1

Übung 8 – Synthese – Sprachliche Ebene

Ziel   Synthese von Lauten zu Wörtern
Material   Wörter aus 4 Lauten (Milch – [mɪlç])
Durchführung Der Therapeut spricht dem Kind vier Laute vor, die es zu einem Wort zusammengesetzt aussprechen soll (z. B. [m]-[ɪ]-[l]-[ç] = Milch). Es wird dabei über die Bedeutung der aus der Zusammensetzung resultierenden Wörter gesprochen.
Variation   wie Übung 1

Übung 9 – Synthese – Sprachliche Ebene

Ziel   Synthese von Lauten zu Wörtern
Material   Wörter aus 5 Lauten (Kraft – [kRaft])
Durchführung Der Therapeut spricht dem Kind fünf Laute vor, die es zu einem Wort zusammengesetzt aussprechen soll (z. B. [k]-[R]-[a]-[f]-[t] = Kraft). Es wird dabei über die Bedeutung der aus der Zusammensetzung resultierenden Wörter gesprochen.
Variation   wie Übung 1

Übung 10 – Synthese – Sprachliche Ebene

Ziel   Synthese von Lauten zu Wörtern
Material   Wörter aus 6 Lauten (Tapete – [tape:tə])
Durchführung Der Therapeut spricht dem Kind sechs Laute vor, die es zu einem Wort zusammengesetzt aussprechen soll (z. B. [t]-[a]-[p]-[e:]-[t]-[ə] = Tapete). Es wird dabei über die Bedeutung der aus der Zusammensetzung resultierenden Wörter gesprochen.
Variation   wie Übung 1

Hilfensystem „Synthese"

Hilfen-stufe	Interventionen des Therapeuten	Hilfentyp
0	keine Hilfe; das Kind beherrscht die Übung bereits beim ersten Versuch	
1	„Das stimmt nicht, überlege noch einmal."	unspezifischer Hinweis
2	„Das stimmt nicht ganz. Hör noch einmal gut zu." (Th. macht die Aufgabenitem/s noch einmal vor)	spez. Hinweis durch Wdhl. der Aufgaben-items
3	„Das stimmt nicht. Wie heißt das Wort, wenn Du es richtig zusammensetzt?"	spez. Hinweis durch Wdhl. der Aufgaben-stellung
4	„Das stimmt nicht. Hör noch einmal gut zu und sage mir, wie das Wort heißt, wenn Du es richtig zusammensetzt." (Th. wiederholt die Aufgaben-stellung und macht die Aufgabenitems noch einmal vor)	direkte Handlungs-aufforderung
5	„Das stimmt auch nicht ganz. Schau her und hör gut zu. Sage mir bitte, wie das Wort heißt, wenn Du es richtig zusammensetzt. – Es heißt richtig: ...." (Th. erarbeitet die Lösung mit dem Kind zusammen)	gemeinsames Erarbeiten der Lösung (mit visueller Unterstützung); ggf. kleinschrittige Erarbeitung notwendig

Ergänzung

Sprachliche Ebene

Übung 1 – Ergänzung – Sprachliche Ebene
Ziel	Ergänzung eines Lautes im Wort
Material	Komposita, in denen jeweils ein Laut ausgelassen wird
Durchführung	Der Therapeut spricht dem Kind ein Kompositum vor, in dem ein Laut ausgelassen wird. Das Kind soll das Wort entsprechend ergänzen (Bsp.: Telefo/hörer = Telefonhörer).
Variation	mit/ohne Mundbild; mit/ohne Bildunterstützung (z. B. mehrere Bilder zur Auswahl)

Übung 2 – Ergänzung – Sprachliche Ebene
Ziel	Ergänzung zweier Laute im Wort
Material	Komposita, in denen jeweils ein Laut ausgelassen wird
Durchführung	Der Therapeut spricht dem Kind ein Kompositum vor, in dem zwei Laute ausgelassen werden. Das Kind soll das Wort entsprechend ergänzen (Bsp.: B/umen/opf = Blumentopf).
Variation	wie Übung 1

Übung 3 – Ergänzung – Sprachliche Ebene
Ziel	Ergänzung eines Lautes im Wort
Material	Wörter, in denen jeweils ein Laut ausgelassen wird
Durchführung	Der Therapeut spricht dem Kind ein Wort vor, in dem ein Laut ausgelassen wird. Das Kind soll das Wort entsprechend ergänzen (Bsp.: B/ume = Blume).
Variation	wie Übung 1

Übung 4 – Ergänzung – Sprachliche Ebene
Ziel	Ergänzung zweier Laute im Wort
Material	Wörter, in denen jeweils zwei Laute ausgelassen werden
Durchführung	Der Therapeut spricht dem Kind ein Wort vor, in dem zwei Laute ausgelassen werden. Das Kind soll das Wort entsprechend ergänzen (Bsp.: /elefo/ = Telefon).
Variation	wie Übung 1

Übung 5 – Ergänzung – Sprachliche Ebene
Ziel	Ergänzung einer Silbe im Wort
Material	Komposita, in denen jeweils eine Silbe ausgelassen wird
Durchführung	Der Therapeut spricht dem Kind ein Kompositum vor, in dem eine Silbe ausgelassen wird. Das Kind soll das Wort entsprechend ergänzen (Bsp.: /scheklammer = Wäscheklammer).
Variation	wie Übung 1

Übung 6 – Ergänzung – Sprachliche Ebene
Ziel	Ergänzung einer Silbe im Wort
Material	Wörter, in denen jeweils eine Silbe ausgelassen wird
Durchführung	Der Therapeut spricht dem Kind ein Wort vor, in dem eine Silbe ausgelassen wird. Das Kind soll das Wort entsprechend ergänzen (Bsp.: Blu/ = Blume).
Variation	wie Übung 1

Übung 7 – Ergänzung – Sprachliche Ebene

Ziel	Wortreihen ergänzen
Material	Wortreihen aus verschiedenen semantischen Feldern
Durchführung	Der Therapeut spricht dem Kind eine Wortreihe vor, zu der das Kind ein weiteres passendes Wort ergänzen soll (Bsp.: Hund – Katze – Maus – ...).
Variation	mit/ohne Mundbild; mit/ohne Bildunterstützung; Rollentausch

Übung 8 – Ergänzung – Sprachliche Ebene

Ziel	Sätze ergänzen
Material	Wortreihen aus verschiedenen semantischen Feldern
Durchführung	Der Therapeut spricht dem Kind einen Lückensatz vor, den das Kind mit einem oder mehreren Wörtern sinnvoll ergänzen soll (Bsp.: „Der Opa liest Zeitung und ...“).
Variation	wie Übung 1

Übung 9 – Ergänzung – Sprachliche Ebene

Ziel	Sätze ergänzen
Material	Lückensätze, bei denen das einzusetzende Wort einen engen semantischen Bezug zum Satz hat
Durchführung	Der Therapeut spricht dem Kind einen Lückensatz vor, den das Kind sinnvoll ergänzen soll (Bsp.: „Der kleine Junge geht am Abend früh ins ...“).
Variation	wie Übung 1

Übung 10 – Ergänzung – Sprachliche Ebene

Ziel	Geschichten ergänzen
Material	Kurze Geschichten
Durchführung	Der Therapeut erzählt dem Kind eine kurze Geschichte, bei der das Ende offen bleibt. Das Kind soll die Geschichte nach seinen Vorstellungen zu Ende erzählen.
Variation	Rollentausch

Hilfensystem „Ergänzung"

Hilfen-stufe	Interventionen des Therapeuten	Hilfentyp
0	keine Hilfe; das Kind beherrscht die Übung bereits beim ersten Versuch	
1	„Das stimmt nicht, überlege noch einmal."	unspezifischer Hinweis
2	„Das stimmt nicht ganz. Hör noch einmal gut zu." (Th. macht das/die Aufgabenitem/s noch einmal vor)	spez. Hinweis durch Wdhl. des/der Aufgabenitems
3	„Das stimmt nicht. Wie geht das, was ich vorgesagt habe, weiter? bzw. Wie heißt es richtig?"	spez. Hinweis durch Wdhl. der Aufgaben-stellung
4	„Das stimmt nicht. Hör noch einmal gut zu und sage mir, wie das, was ich vorgesagt habe, richtig weitergeht." (Th. wiederholt die Aufgabenstellung und macht das/die Aufgabenitem/s noch einmal vor)	direkte Handlungs-aufforderung
5	„Das stimmt auch nicht ganz. Schau her und hör gut zu. Sage mir bitte, wie das, was ich vorgesagt habe, richtig weitergeht. – Es heißt richtig: ... ." (Th. erarbeitet die Lösung mit dem Kind zusammen)	gemeinsames Erarbeiten der Lösung (mit visueller Unterstützung); ggf. kleinschrittige Erarbeitung notwendig

Screening – Untersuchungsbögen

Aufmerksamkeit

Durchführung

Das Kuhbild wird vorgelegt. Der Untersucher liest in einem Abstand von 1–2 Sekunden die Silben bei verdecktem Mundbild und gleichbleibender Prosodie vor. Das Kind soll bei jeder mu-Silbe auf das Kuhbild zeigen. Der Untersucher notiert die Reaktion des Kindes (+ richtige Reaktion, – falsche Reaktion).

Instruktion

„Ich spreche Dir etwas vor. Immer wenn ich [mu:] sage, dann zeige auf das Bild von der Kuh."

Übungsitems:

Nr.	Item	+/–
A	pa	
B	mu	

Nr.	Item	+/–	Nr.	Item	+/–
1	ki		16	mu	
2	ta		17	to	
3	mu		18	pe	
4	pa		19	ti	
5	to		20	mu	
6	ke		21	ka	
7	mu		22	mu	
8	mu		23	pe	
9	pi		24	ta	
10	ka		25	mu	
11	mu		26	po	
12	te		27	ki	
13	po		28	mu	
14	mu		29	te	
15	ki		30	pa	

Auswertung

☐ % korrekt

Leistung ≤ 30%   → deutliche Auffälligkeiten; weitere Überprüfung notwendig
Leistung ≥ 90%   → keine Auffälligkeiten

Speicherung und Sequenz

Durchführung

Die 5 Bilder (Kuh, Vogel, Hund, Junge, Mädchen) werden in zufälliger Reihenfolge vorgelegt. Der Untersucher spricht anschließend die Silbenfolgen bei verdecktem Mundbild und gleichbleibender Prosodie vor, wobei zwischen den einzelnen Silben ein Abstand von ca. 1 Sekunde einzuhalten ist. Das Kind soll in der erinnerten Reihenfolge auf die genannten Bilder zeigen. Der Untersucher notiert die Reaktion des Kindes. Werden die richtigen Bilder in falscher Abfolge gezeigt, wird die Speicherung als korrekt (+), die Sequenz als falsch (–) eingetragen. Gelingt das Zeigen der richtigen Auswahl von Items in der richtigen Reihenfolge, wird auch die Sequenz als korrekt bewertet.

Instruktion

„Ich sage Dir jetzt immer eine Reihe von Namen und/oder Tiergeräuschen vor, die zu den Bildern passen. Zeige bitte nacheinander in der richtigen Reihenfolge auf die genannten Bilder.“

Übungsitems (alle 5 Bilder):

Nr.	Silbenfolgen	Speicherung +/–	Sequenz +/–
A	mu-Jan		
B	piep-wau		

Nr.	Silbenfolgen	Speicherung +/–	Sequenz +/–
1	Jan-piep		
2	wau-mu		
3	Kim-piep-Jan		
4	mu-Kim-piep		
5	Jan-wau-Kim		
6	piep-mu-Jan-wau		
7	Kim-wau-Jan-piep		
8	Jan-mu-Kim-wau		
9	piep-Kim-mu-wau-Jan		
10	wau-mu-Kim-Jan-piep		

Auswertung „Speicherung“

☐ % korrekt

Auswertung „Sequenz“

☐ % korrekt

Leistung $\leq 30\%$ → deutliche Auffälligkeiten; weitere Überprüfung notwendig
Leistung $\geq 90\%$ → keine Auffälligkeiten

Lokalisation

Durchführung

Das Vogelbild wird vorgelegt. Der Untersucher spielt das vorbereitete Band ab. Das Kind wird dazu aufgefordert, jeweils in die Richtung zu zeigen, aus der es den Vogel hört. Der Untersucher notiert die Reaktion des Kindes. (Wahlweise Überprüfung über Fingerschnipsen.)

Instruktion

„Wenn der Vogel piep sagt, dann zeige in die Richtung, aus der Du ihn hörst."

Übungsitems:

Nr.	Richtung	+/ –
A	vorne	
B	hinten	
C	rechts	
D	links	

Nr.	Richtung	+/–
1	rechts	
2	hinten	
3	links	
4	hinten	
5	vorne	
6	links	
7	rechts	
8	vorne	
9	hinten	
10	links	

Auswertung:

☐ % korrekt

Leistung $\leq 30\%$ → deutliche Auffälligkeiten; weitere Überprüfung notwendig
Leistung $\geq 90\%$ → keine Auffälligkeiten

Diskrimination

Durchführung

Zur Durchführung dieses Untertests wird kein Bildmaterial benötigt. Der Untersucher liest in einem Abstand von 1 Sekunde jeweils zwei Silben bei verdecktem Mundbild und gleichbleibender Prosodie vor und notiert die Reaktion des Kindes. Das Kind soll jeweils beurteilen, ob es sich um zwei gleiche (g) oder verschiedene (v) Silben handelt.

Instruktion

„Ich lese Dir jetzt immer 2 Silben/Quatschwörter vor. Sage mir immer, ob sie sich gleich oder verschieden anhören."

Übungsitems:

Nr.	Minimalpaarsilben		+/–
A	mo - mo	g	
B	fi - ti	v	

Nr.	Minimalpaarsilben		+/–
1	ka - ta	v	
2	to - to	g	
3	si - schi	v	
4	mu - nu	v	
5	lü - lü	g	
6	ga - ga	g	
7	de - ge	v	
8	pö - pö	g	
9	chi - si	v	
10	lo - ro	v	

Auswertung

[ ] % korrekt

Leistung ≤ 30%   → deutliche Auffälligkeiten; weitere Überprüfung notwendig
Leistung ≥ 90%   → keine Auffälligkeiten

Selektion

Durchführung

Das Bild mit dem Jungen (Jan) wird vorgelegt. Der Untersucher spielt das vorbereitete Band ab und notiert die Reaktion des Kindes. (Wahlweise spricht der Untersucher den Namen in unregelmäßigen Abständen selbst.)

Instruktion

„Du hörst jetzt Spielplatzgeräusche. Während die Geräusche erklingen, ruft ab und zu jemand den Namen Jan. Immer wenn Du ihn hörst, dann zeige auf das Bild von dem Jungen."

Übungsitems:

Nr.	+/–
A	
B	

Nr.	+/–
1	
2	
3	
4	
5	
6	
7	
8	
9	
10	

Auswertung

☐ % korrekt

Leistung ≤ 30%   → deutliche Auffälligkeiten; weitere Überprüfung notwendig
Leistung ≥ 90%   → keine Auffälligkeiten

Analyse

Durchführung

Zur Durchführung dieses Untertests wird das Bild/Objekt der Lokomotive benötigt. Der Untersucher liest zunächst die Items zur Lautidentifikation vor und fordert das Kind auf, jedesmal, wenn der Laut [ʃ] im Wort enthalten ist, einen Muggelstein auf die Lokomotive zu legen. Bei der Positionsbestimmung soll der Muggelstein, je nachdem, ob der Laut im An- oder Auslaut war, auf den ersten oder zweiten Wagen der Lokomotive gelegt werden. Der Untersucher notiert die Reaktion des Kindes.

Instruktion

Lautidentifikation

„Ich spreche Dir jetzt Wörter vor. Wenn in dem Wort, das ich sage, ein [ʃ] vorkommt, dann lege einen Muggelstein auf die Lokomotive. Ist kein [ʃ] im Wort, dann wird kein Stein dazugelegt."

Positionsbestimmung

„Ich spreche Dir jetzt wieder Wörter vor. Diesmal ist in jedem Wort ein [ʃ] vorhanden. Wenn Du das [ʃ] am Anfang des Wortes hörst, dann lege einen Muggelstein auf den ersten Wagen der Lokomotive. Ist das [ʃ] am Ende des Wortes zu hören, lege einen Muggelstein auf den hinteren Wagen der Lokomotive."

Lautidentifikation:				Positionsbestimmung:		
Nr.	**Items**	**+/–**		**Nr.**	**Items**	**+/–**
A	Busch			A	Schal	
B	Foto			B	Tusch	

Nr.	**Items**	**+/–**		**Nr.**	**Items**	**+/–**
1	Schirm			1	Barsch	
2	Lauf			2	Schaum	
3	Bus			3	Schritt	
4	Schnee			4	morsch	
5	Tausch			5	Klatsch	
6	Milch			6	Schnur	
7	Schaum			7	Tusch	
8	See			8	Schein	
9	Tisch			9	Schock	
10	Faß			10	Punsch	

Auswertung „Lautidentifikation"

☐ % korrekt

Auswertung „Positionsbestimmung"

☐ % korrekt

Leistung $\leq 30\%$ → deutliche Auffälligkeiten; weitere Überprüfung notwendig
Leistung $\geq 90\%$ → keine Auffälligkeiten

Synthese

Durchführung

Zur Durchführung dieses Untertests wird kein Bildmaterial benötigt. Der Untersucher liest die Wörter lautierend mit verdecktem Mundbild vor, wobei zwischen den einzelnen Lauten ein kurzer Abstand einzuhalten ist. Das Kind soll das Wort als Ganzes wiederholen. Der Untersucher notiert die Reaktion des Kindes.

Instruktion

„Ich spreche Dir jetzt einzelne Laute/Buchstaben vor, die zusammengesetzt immer ein Wort ergeben (Bsp.: [t]-[ɪ]-[ʃ] = Fisch). Sage mir bitte, welches Wort jeweils gemeint ist."

Übungsitems:

Nr.	Items	+/–
A	T-i-sch	

Nr.	Items	+/–
1	R-eh	
2	Sch-i	
3	B-all	
4	M-ann	
5	B-oo-t	
6	W-a-l	
7	L-o-k	
8	B-u-s	
9	F-o-t-o	
10	C-o-l-a	

Auswertung

☐ % korrekt

Leistung ≤ 30%   → deutliche Auffälligkeiten; weitere Überprüfung notwendig
Leistung ≥ 90%   → keine Auffälligkeiten

Ergänzung

Durchführung

Zur Durchführung dieses Untertests wird kein Bildmaterial benötigt. Der Untersucher liest die Wörter mit verdecktem Mundbild vor, bei denen einzelne Laute fehlen. Das Kind soll das Wort als Ganzes wiederholen. Der Untersucher notiert die Reaktion des Kindes.

Instruktion:

„Ich spreche Dir jetzt Wörter vor, die sich ganz komisch anhören, weil einzelne Laute/Buchstaben darin fehlen (Bsp.: Fla/e = Flasche). Sage mir bitte, wie das Wort jeweils richtig heißt."

Übungsitems:

Nr.	Items	+/–
A	Fla / e (Flasche)	

Nr.	Items	+/–
1	To / ate (Tomate)	
2	Fens / er (Fenster)	
3	Pilo / (Pilot)	
4	Auto / eifen (Autoreifen)	
5	Regenbo / en (Regenbogen)	
6	Blu / en / opf (Blumentopf)	
7	Ku / elschrei / er (Kugelschreiber)	
8	Schne / enhau / (Schneckenhaus)	
9	/ arten / lauch (Gartenschlauch)	
10	/ aus / ür (Haustür)	

Auswertung

[ ] % korrekt

Leistung $\leq 30\%$ $\rightarrow$ deutliche Auffälligkeiten; weitere Überprüfung notwendig
Leistung $\geq 90\%$ $\rightarrow$ keine Auffälligkeiten

Literatur

Anderson, J.R.: Kognitive Psychologie. Spektrum, Heidelberg 1996

Angermaier, M.: Psycholinguistischer Entwicklungstest (PET). Beltz, Weinheim 1974

Atkinson, R.C., Shiffrin, R.M.: The control of short-term memory. Scientific American, 225 (1971) 82–90

Baddeley, A.D.: Die Psychologie des Gedächtnisses. Klett-Cotta, Stuttgart 1979

Barth, K., Steinbüchel, N. v., Wittmann, M., Kappert, H., Leyendecker, Ch.: Zeitliche Verarbeitungsprozesse, „phonologische Bewusstheit" und Lese-Rechtschreibkompetenz. Forum Logopädie 5 (2000) 7–16

Bee-Göttsche, P.: Neue Wege in der Prävention und Therapie von LRS. Heilpädagogische Forschung XVIII (1992) 83–89

Bellis, T.J.: Assessment and management of central processing disorders in the educational setting. From science to practice. Singular Publishing Group, San Diego 1996

Berwanger, D., Wittmann, M. Steinbüchel, N. v., Suchodoletz, W. v.: Analyse der zeitlichen Strukturen bei Kindern mit einer Sprachentwicklungsstörungen. Vortrag auf der Interdisziplinären Tagung über Sprachentwicklungsstörungen, 16.-17. Juni, München 2000

Bird, J., Bishop, D.: Perception and awareness of phonemes in phonologically impaired children. European Journal of Disorders of Communication 27 (1992) 289–311

Blässer, B.: Die Bedeutung der phonologischen Bewußtheit für das frühe Lesen und Schreiben. Dissertation an der Universität Würzburg 1994

Böhme, G.: Audiometrie: Hörprüfungen im Erwachsenen- und Kindesalter. 2. Aufl. Huber, Bern 1988

Bregman, A.S.: Auditory scene analysis. Cambridge, MA: MIT Press, Cambridge 1990

Breitenbach, E.: Material zur Diagnose und Therapie auditiver Wahrnehmungsstörungen. Verlag Maria-Stern-Schule des Marienvereins mit Marienheim e.V., Würzburg 1989

Breuer, H., Weuffen, M.: Lernschwierigkeiten am Schulanfang. Früherkennung und Frühförderung. 2. Aufl. Beltz, Weinheim 1994

Brügelmann, H.: Teilchen-, Wellen- oder Feldmodelle des Schriftspracherwerbs? Auf dem Weg zu einem besseren Verständnis von Lese-/ Rechtschreibschwierigkeiten. Forum Logopädie 2 (1993) 2–8

Bünting, K.D.: Einführung in die Linguistik. 11. Aufl. Athenäum, Königstein 1984

Burger-Gartner, J., Heber, D.: Auditives Wahrnehmungstraining für Schulkinder. Speyer, Lingenfeld 1999

Burian, K., Eisenwort, B., Pfeifer, C.: Hörtraining. Ein Trainingsprogramm für Cochlearimplantatträger und Hörgeräteträger. Thieme, Stuttgart 1986

Carroll, D.W.: Psychology of Language. Brooks/Cole Publishing Company, Monterey, California 1986

Christiansen, Ch.: Förderung der phonologischen Bewusstheit zur Vorbeugung von Lese-Rechtschreibschwierigkeiten. Ministerium für Bildung, Wissenschaft, Forschung und Kultur des Landes Schleswig-Holstein (Hrsg.) 2000

Clahsen, H.: Grammatiken für die gestörte Kindersprache. Sprache – Stimme – Gehör 13 (1989) 176–184

Cook, J.R., Mausbach, T., Burd, L., Gascon, G.G., Slotnick, H.B., Patterson, B., Johnson, R.D., Hankey, B., Reynolds, B.W.: A preliminary study of the relationship between central auditory processing disorder and attention deficit disorder. Journal of Psychiatry and Neuroscience 18 (1993) 130–137

Cramer, B.: Verhaltenstherapeutisches Trainingsprogramm für fehlhörige Kinder. Anweisungs- und Arbeitsbuch. Deutsche Gesellschaft für Verhaltenstherapie, Tübingen 1990

Dermody, P., Mackie, K., Katsch, R.: Dichotic listening in good and poor readers. Journal of Speech and Hearing Research 26 (1983) 341–348

Deuster, von Ch., Kley, W.: Erfahrungen mit dem Frostig-Test – Ergebnisse bei stammelnden Kindern mit normaler und gestörter auditiver Wahrnehmung. Sprache – Stimme – Gehör 5 (1981) 18–20

Deuster, von Ch.: Über Aussagemöglichkeiten einiger deutschsprachiger Tests zur Beurteilung der auditiven Wahrnehmung. Die Sprachheilarbeit 29 (1984) 213–219.

Essen, von O.: Allgemeine und angewandte Phonetik. 5. Aufl. Akademie Verlag, Berlin 1981

Esser, G., Anderski, Ch., Birken, A., Breuer, E. et al.: Auditive Wahrnehmungsstörungen und Fehlhörigkeit bei Kindern im Schulalter. Sprache – Stimme – Gehör 11 (1987) 10–16

Esser, G., Wurm-Dinse, U.: Kinder mit zentraler Fehlhörigkeit. Logos Interdisziplinär 5 (1997) 28–35

Feldmann, H.: Dichotischer Diskriminationstest. Eine neue Methode zur Diagnostik zentraler

Hörstörungen. Archiv Ohren-, Nasen- und Kehlkopfheilkunde 184 (1965) 294–329

Feldmann, H.: Zur Diagnostik zentraler Hörstörungen. Deutsche Medizinische Wochenzeitschrift 92 (1967)

Franke, U.: Logopädisches Handlexikon. 5. Aufl. Reinhardt, München 1998

Frith, U.: Psychologische Aspekte des orthographischen Wissens: Entwicklung und Entwicklungsstörung. In Günther, K.-B., Günther, H.: Schrift, Schreiben, Schriftlichkeit. Arbeit zur Funktion und Entwicklung schriftlicher Sprache. Niemeyer, Tübingen 1983

Fritze, C.: Die Förderung der auditiven Wahrnehmung bei schulschwachen Schülern im Primarbereich. Theoretische und experimentelle Untersuchung. Gustav Bosse, Regensburg 1979

Flexoft Education: AudioLog. Flexoft Education, Schwerte 1996

Gadler, H.: Praktische Linguistik. Eine Einführung in die Linguistik für Logopäden und Sprachheillehrer. Francke, Tübingen 1986

Goldman, R., Fristoe, M., Woodcock, R.: Test of Auditory Discrimination. American Guidance Service Circle, Pines, MN 1970

Grimm, H., Schöler, H.: Heidelberger Sprachentwicklungstest (HSET). Westermann, Braunschweig 1978

Günther, H., Günther, W.: Auditive Wahrnehmung und Sprachentwicklung. Ein Operationalisierungsversuch anhand des neuropsychologischen Konzepts der funktionalen Systeme. Hörgeschädigten Pädagogik 43 (1989) 123–133

Günther, H., Günther, W.: Auditive Dysfunktionen und Sprachentwicklungsstörungen – Theoretische Überlegungen und empirische Daten zu einem verborgenen Problemzusammenhang. Sprache – Stimme – Gehör 15 (1991) 12–18

Günther, H., Günther, W.: Diagnose auditiver Störungen bei Sprachauffälligkeiten und Lese-Rechtschreibschwierigkeiten im Primarbereich. Die Sprachheilarbeit 37 (1992) 5–19

Guski, R.: Wahrnehmung. Bd.7. Aus: Selg, H., Ulrich, D.: Grundriß der Psychologie: Eine Reihe in 21 Bänden. Kohlhammer, Stuttgart 1989

Guthke, J., Wolschke, P., Willmes, K., Huber, W.: Leipziger Lerntest – Diagnostisches Programm zum begriffsanalogen Klassifizieren (DP-BAK). Aufbau und Konstruktionseigenschaften. Heilpädagogische Forschung XVIII (1992) 153–161

Hellbrügge, T., Wimpffen, J.H.: Die ersten 365 Tage im Leben eines Kindes. Die Entwicklung des Säuglings. Droemersche Verlagsanstalt, München 1973

Hoffman-Lawless, K., Keith, R.W., Cotton, R.T.: Auditory processing abilities in children with previous middle ear effusion. Annals of Otology, Rhinology and Laryngology 90 (1981) 543–545

Holtz, A.: Hören und Horchen. Die Bedeutung der auditiven Aufmerksamkeit für die Sprachentwicklung und ihre Förderung. LOGOS Interdisziplinär 2 (1994) 44–52

Horsch, U., Ding, H.: Sensomotorisches Vorschulprogramm für behinderte Kinder. Julius Groos, Heidelberg 1978

Huber, W.: Sprachliche Spezialisierung des menschlichen Gehirns. Schlußfolgerungen für die Therapie von zentralen Sprachstörungen. Sprache – Stimme – Gehör 2 (1978) 69–75

Huber, W.: Entwicklung und Störungen der Schriftsprache aus neurolinguistischer Sicht. Unveröffentlichtes Manuskript. Neurologische Klinik, RWTH Aachen 1992

IBM: SprechSpiegel III. Produktinformation. IBM, Stuttgart 1997

Jansen, H., Marx, H.: Phonologische Bewusstheit und ihre Bedeutung für den Schriftspracherwerb. Forum Logopädie 2 (1999) 7-16

Jansen, H., Mannhaupt, G., Marx, H., Skowronek, H.: Das Bielefelder Screening zur Früherkennung von Lese-Rechtschreibschwierigkeiten. Hogrefe, Göttingen 1998

Jirsa, R.E., Clontz, K.B.: Long latency auditory event-related potentials from children with auditory processing disorders. Ear and Hearing 11 (1990) 222–232

Jirsa, R.E.: The clinical utility of the P3 AERP in children with auditory processing disorders. Journal of Speech and Hearing Research 35 (1992) 903–912

Kershner, J.R. et al.: Two-year evaluation of the Tomatis Listening Training Programm with learning disabled children. Learning Disability Quarterly 13 (1990)

Kiese, C., Henze, K.-H.: Auditive Perzeption – ein Beitrag aus klinisch-psychologischer Sichtweise. In Henze, K.-H., Kiese, C., Schulze, H.: Grundlagen und Klinik ausgewählter Kommunikationsstörungen. Phoniatrische Ambulanz der Universität, Ulm 1990

Kiese, C., Kozielski, P.-M.: Aktiver Wortschatztest für drei- bis sechsjährige Kinder (AWST 3–6). Ein Individualtest zur Differentialdiagnose von Sprachentwicklungsstörungen im Vorschulalter. Beltz, Weinheim 1979

Kiphard, E.J.: Wie weit ist ein Kind entwickelt? Eine Anleitung zur Entwicklungsüberprüfung. 6. Aufl. verlag modernes lernen, Dortmund 1987

Klauer, K.-J.: Kriteriumorientierte Tests. Hogrefe, Göttingen 1987

Klicpera, C., Gasteiger-Klicpera, B., Schabmann, A.: Wieweit unterscheiden sich durchschnittliche Leser mit Rechtschreibschwierigkeiten von Kindern mit Lese- und Rechtschreibschwierigkeiten? Verlauf, Art der Rechtschreibfehler und Lernvoraussetzungen. Zeitschrift für Kinder- und Jugendpsychiatrie 22 (1994) 87–96

Krimm-von Fischer, C.: Rhythmik und Sprach-
anbahnung zur Förderung des entwicklungs-
gestörten und des behinderten Kindes.
Ravensburg: Maier, Ravensburg 1979

Küntzel-Hansen, M.: Musik und Sprache als
Therapie. 27 Stunden mit sprachgestörten
Kindern. Georg Kallmeyer, Wolfenbüttel 1978

Küspert, P., Schneider, W.: Hören, lauschen,
lernen. Sprachspiele für Kinder im
Vorschulalter. Würzburger Trainingsprogramm
zur Vorbereitung auf den Erwerb der
Schriftsprache. Vandenhoeck & Ruprecht,
Göttingen 1999

Küspert, P., Roth, E., Schneider, W.: Multimedia-
Spiele aus dem Würzburger Trainingsprogramm
zur phonologischen Bewusstheit. Sonderausgabe. Laier und Becker Psychologie &
Multimedia GbR, Dielheim 2000

Kuhl, P.K.: Speech perception: An overview of
current issues. In Lass, N.J., McReynolds, L.V.,
Northern, J.L., Yoder, D.E.: Speech, language,
and hearing. Vol. 1. Saunders Company,
Philadelphia 1982

Lauer, N.: Die logopädische Behandlung zentral-
auditiver Wahrnehmungsstörungen im
Kindesalter. Diplomarbeit im Fach Lehr- und
Forschungslogopädie. RWTH Aachen 1995

Lauer, N.: Logopädische Therapie bei Kindern mit
zentral-auditiven Wahrnehmungsstörungen.
Forum Logopädie 3 (1996a) 13–17

Lauer, N.: Gezielte logopädische Diagnostik und
Therapie bei Kindern mit zentral-auditiven
Wahrnehmungsstörungen. 2 Fallberichte.
Sprache – Stimme – Gehör 20 (1996b) 209–214

Lindner, Grissemann: Züricher Lesetest. Huber,
Bern 1974

Lockowandt, O.: Frostigs Entwicklungstest der
visuellen Wahrnehmung (FEW). Manual. Beltz,
Weinheim 1972

Ludlow, C.L.: Children's language disorders:
recent research advances. Annals of Neurology
7 (1980) 497–507

Lurija, A.R.: Osnowy nejropsichologii. Isdatelstwo
Moskowsko Uniwersiteta, Moskau 1973.
Deutsche Übersetzung: Das Gehirn in Aktion.
Einführung in die Neuropsychologie. Rowohlt,
Hamburg 1992

Magnusson, E., Nauclér, K.: Can preschool data
predict language disordered children's reading
and spelling at school? Folia Phoniatrica et
Logopaedica 42 (1990) 277–282

McAdams, S., Bigand, E.: Thinking in sound. The
cognitive psychology of human audition.
Clarendon Press, Oxford 1993

Meister, H., Klüser, H., Ernst, S., Foerst, A.,
Walger, M., Wedel, H. v.: Auditive
Ordnungsschwellen normalhörender
Versuchspersonen. Sprache-Stimme-Gehör 24
(2000) 65-70

Meixner, F.: Hör genau und spiele mit. Verlag
Jugend und Volk, Wien 1985

Moss, W.L., Sheiffele, W.A.: Can we differentially
diagnose an attention deficit disorder without
hyperactivity from a central auditory processing
problem? Child Psychiatry and Human
Development 25 (1994) 85–96

Murch, G.M., Woodworth, G.L.: Wahrnehmung.
Kohlhammer, Stuttgart 1978

Nickisch, A., Biesalski, P.: Ein Hörtest mit
zeitkomprimierter Sprache für Kinder. Sprache
– Stimme – Gehör 8 (1984) 31–34

Nickisch, A.: Diagnostik zentraler Hörstörungen
im Kindesalter. Laryngologie, Rhinologie,
Otologie 67 (1988) 312–315

Nicolay, L.: Auditive Informationsverarbeitung
von sprachgestörten Vorschulkindern. Eine
vergleichende Untersuchung zur auditiven
Merkfähigkeit und phonematischen
Differenzierungsfähigkeit. Der Sprachheil-
pädagoge 26 (1994) 62–75

Niemeyer, W.: Bremer Lautdiskriminationstest
(BLDT). In: Bremer Hilfen für lese-recht-
schreibschwache Kinder. 2. Aufl. Herbig,
Bremen 1976

Niemeyer, W.: Kleines Praktikum der Audiometrie
für medizinische Assistenzberufe. Thieme,
Stuttgart 1978

Niewenhuys, R., Voogd, J., Van Huijzen, C.: Das
Zentralnervensystem des Menschen: ein Atlas
mit Begleittext. Springer, Berlin 1991

Oerlemans, M., Dodd, B.: Development of spelling
ability and letter-sound orientation in primary
school children. European Journal of Disorders
of Communication 28 (1993) 349–367

Ojemann, G.A.: Organization of language cortex
derived from investigations during neuro-
surgery. Seminars in the Neurosciences 2 (1990)
297–305

Ojemann, G.A.: Cortical organization of language.
The Journal of Neuroscience 11 (1991)
2281–2287

Olbrich, I.: Auditive Wahrnehmung und Sprache.
Dortmund: verlag modernes lernen,
Dortmund 1989

Peretz, I.: Auditory agnosia: a functional analysis.
In McAdams, S., Bigand, E.: Thinking in sound:
the cognitive psychology of human audition.
University Press, Oxford 1993

Petermann, G.: Untersuchung zu Inhalt und
Methoden der Entwicklung der artikulatorisch-
auditiven Differenzierungs- und Gliederungs-
fähigkeit bei sprachentwicklungsrückständigen
Vorschulkindern im Hinblick auf das Erlernen
der Laut- und Schriftsprache. Dissertation.
Berlin 1979

Petermann, G.: Vorschulkinder lernen Sprachlaute
differenzieren. Volk und Wissen, Berlin 1986

Pfeffer, K., Barnecutt, P.: Children's auditory
perception of movement of traffic sounds.
Child: Care, Health and Development 22 (1996)
129–137

Pinkerton, F., Watson, D.R., McClelland, R.J.: A neurophysiological study of children with reading, writing and spelling difficulties. Developmental Medicine and Child Neurology 31 (1989) 569–581

Posner, M.I., Raichle, M.E.: Bilder des Geistes. Hirnforscher auf den Spuren des Denkens. Spektrum, Heidelberg 1996

Ptok, M., Berger, R., Deuster, Chr. V., Gross, M., Lamprecht-Dinnesen, A., Nickisch, A., Radü, H. J., Uttenweiler, V.: Auditive Verarbeitungs- und Wahrnehmungsstörungen. Sprache-Stimme-Gehör 24 (2000) 90–94

Riccio, C.A., Hynd, G.W., Cohen, M.J., Hall, J., Molt, L.: Comorbidity of central auditory processing disorders and attention-deficit hyperactivity disorder. Journal of the American Academy of Child and Adolescent Psychiatry 33 (1994) 849–857

Rohen, J.W.: Funktionelle Anatomie des Nervensystems: Lehrbuch und Atlas. 5. Aufl. Schattauer, Stuttgart 1994

Schäfer, H.: Die Bildwortserie. Zur Lautagnosieprüfung und zur Schulung des phonematischen Gehörs. Beltz, Weinheim 1986

Scherg, M.: Hören. In Cramon, von D., Zihl, J.: Neuropsychologische Rehabilitation. Grundlagen-Diagnostik-Behandlungsverfahren. Springer, Berlin 1988

Schmidt, R.F.: Grundriß der Sinnesphysiologie. Springer, Berlin 1977

Schmidt, R.F., Thews, G.: Physiologie des Menschen. 26. Aufl. Springer, Berlin 1995

Schneider, W., Küspert, P., Roth, E., Visé, M., Marx, H.: Short- and long-term effects of training phonological awareness in kindergarten: Evidence from two German studies. Journal of Experimental Child Psychology 66 (1998) 311–340

Schorn, K.: Diagnostische Verfahren zur Erfassung der zentralen Fehlhörigkeit. Vortrag auf dem 5. Münchner kinder- und jugendpsychiatrischen Frühjahrssymposium über Entwicklungsstörungen, München, 1999

Schrey-Dern, D.: Screening-Verfahren zur Diagnostik des kindlichen Grammatikerwerbs auf der Grundlage der Profilanalyse nach Harald Clahsen. Sprache – Stimme – Gehör 14 (1990) 31–33

Schrey-Dern, D.: Morphologisch-syntaktische Analyse. In Dickmann, C., Flossmann, I., Klasen, R., Schrey-Dern, D., Stiller, U., Tockuss, C.: Logopädische Diagnostik von Sprachentwicklungsstörungen. Thieme, Stuttgart 1994

Signer, M.: Hörtraining bei auditiv differenzierungsschwachen Kindern: mit Übungsbeispielen für Legastheniker und Hörgeschädigte. 2. Aufl. Haupt, Stuttgart 1979

Silman, S., Silverman, C. A., Emmer, M. B.: Central auditory processing disorders and reduced motivation: three case studies. Journal

of the American Academy of Audiology 11 (2000): 57–63

Sloan, C.: Treating auditory processing difficulties in children. Singular Publishing Group, San Diego 1986

Sturm, W.: Aufmerksamkeitsstörungen. In Poeck, K.: Klinische Neuropsychologie. 2. Aufl. Thieme, Stuttgart 1989

Supple, M. de M.: The relationship between interpersonal auditory discrimination and phonological disability. Journal of Clinical Speech and Language Studies 1 (1991) 28–42

Tallal, P., Stark, R.E.: Speech perception of language delayed children. In Yeni-Komshian, G., Kavanagh, J., Ferguson, C.: Child phonology. Vol. 2: Perception. Academic Press, New York 1980

Tomatis, A.: Der Klang des Lebens. Rowohlt, Reinbek 1990

Trialogo: Detektiv Langohr. Übungsset zur Förderung der auditiven Wahrnehmung. Geräusche. Trialogo, Konstanz 1997

Troßbach-Neuner, E.: Die Förderung der auditiven Wahrnehmung als Hilfe zum Aufbau phonemischer Bewußtheit im Schriftspracherwerb sprachbehinderter Kinder. Die Sprachheilarbeit 36 (1991) 17–23

Updike, C., Thornburg, J.D.: Reading skills and auditory processing ability in children with chronic otitis media in early childhood. Annals of Otology, Rhinology and Laryngology 101 (1992) 530–7

Uttenweiler, V.: Dichotischer Diskriminationstest für Kinder. Sprache – Stimme – Gehör 4 (1980) 107–11

Uttenweiler, V.: Dichotische Diskrimination differenter Schallbilder bei Kindern zwischen 5 und 8 Jahren. Sprache – Stimme – Gehör 5 (1981) 62–64

Uttenweiler, V.: Diagnostik zentraler Hörstörungen, auditiver Wahrnehmungs- und Verarbeitungsstörungen. Sprache – Stimme – Gehör 20 (1996) 80–90

Vellutino, F.R.: Legasthenie. Spektrum der Wissenschaft (1987) 74–81

Vicsi, K., Hacki, T.: „CoKo" – Computerunterstützter Sprechkorrektor mit audiovisueller Selbstkontrolle für artikulationsgestörte und hörbehinderte Kinder. Sprache – Stimme – Gehör 20 (1996) 141–145

Walther, T.: Theoretische Aspekte und praktische Ansätze zum Training der auditiven Fähigkeiten in der Therapie von Artikulationsstörungen. Die Sprachheilarbeit 1 (1977) 49–60

Warnke, F.: Was Hänschen nicht hört ... Elternratgeber Lese-Rechtschreibschwäche. Verlag für Angewandte Kinesiologie, Freiburg 1995

Watson, B.U. , Miller, T. K.: Auditory perception, phonological processing and reading ability/disability. Journal of Speech and Hearing Research 36 (1993) 850–863

Welte, V.: Der Mottier-Test, ein Prüfmittel für die Lautdifferenzierungsfähigkeit und die auditive Merkfähigkeit. Sprache – Stimme – Gehör 5 (1981) 121–125

Wirth, G.: Sprachstörungen – Sprechstörungen – Kindliche Hörstörungen. Lehrbuch für Ärzte, Logopäden und Sprachheilpädagogen. 2. Aufl. Deutscher Ärzte-Verlag, Köln 1983

Wurm-Dinse, U., Esser, G.: Sprach-Farbbild-Transformation (SFT). Therapie gehörloser, schwerhöriger und fehlhöriger Patienten. TW Pädiatrie 3 (1990) 378–386

Wurm-Dinse, U.: Verbosensomotorische Fähigkeiten von zentral fehlhörigen Kindern. Vergleich der Ergebnisse der Differenzierungsprobe und des Kurzverfahrens zur Überprüfung des lautsprachlichen Niveaus bei 5 bis 7 Jahre alten Kindern (von Breuer und Weuffen) mit den Ergebnissen audiologischer Untersuchungen zur Abklärung einer zentralen Fehlhörigkeit. Inaugural-Dissertation. Ernst-Moritz-Arndt-Universität, Greifswald 1992

Wurst, F.: Auditive Perzeptionsstörungen. Die Sprachheilarbeit 31 (1986) 74–82

Zenner, H.-P.: Hören: Physiologie, Biochemie, Zell- und Neurobiologie. Thieme, Stuttgart: 1994

Ziller, H.: Der Mann-Zeichentest in detailstatistischer Auswertung. 2. Aufl. Münster 1970

Zimbardo, P.G.: Psychologie. 5. Aufl. Springer, Berlin 1992

Zinkus, P.W., Gottlieb, M.I.: Patterns of perceptual and academic deficits related to early chronic otitis media. Pediatrics 66 (1980) 246–253

Sachverzeichnis